yoga

RAPIDE & EFFICACE

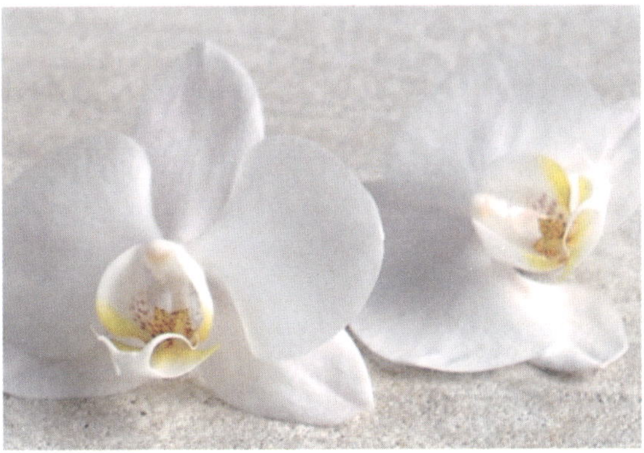

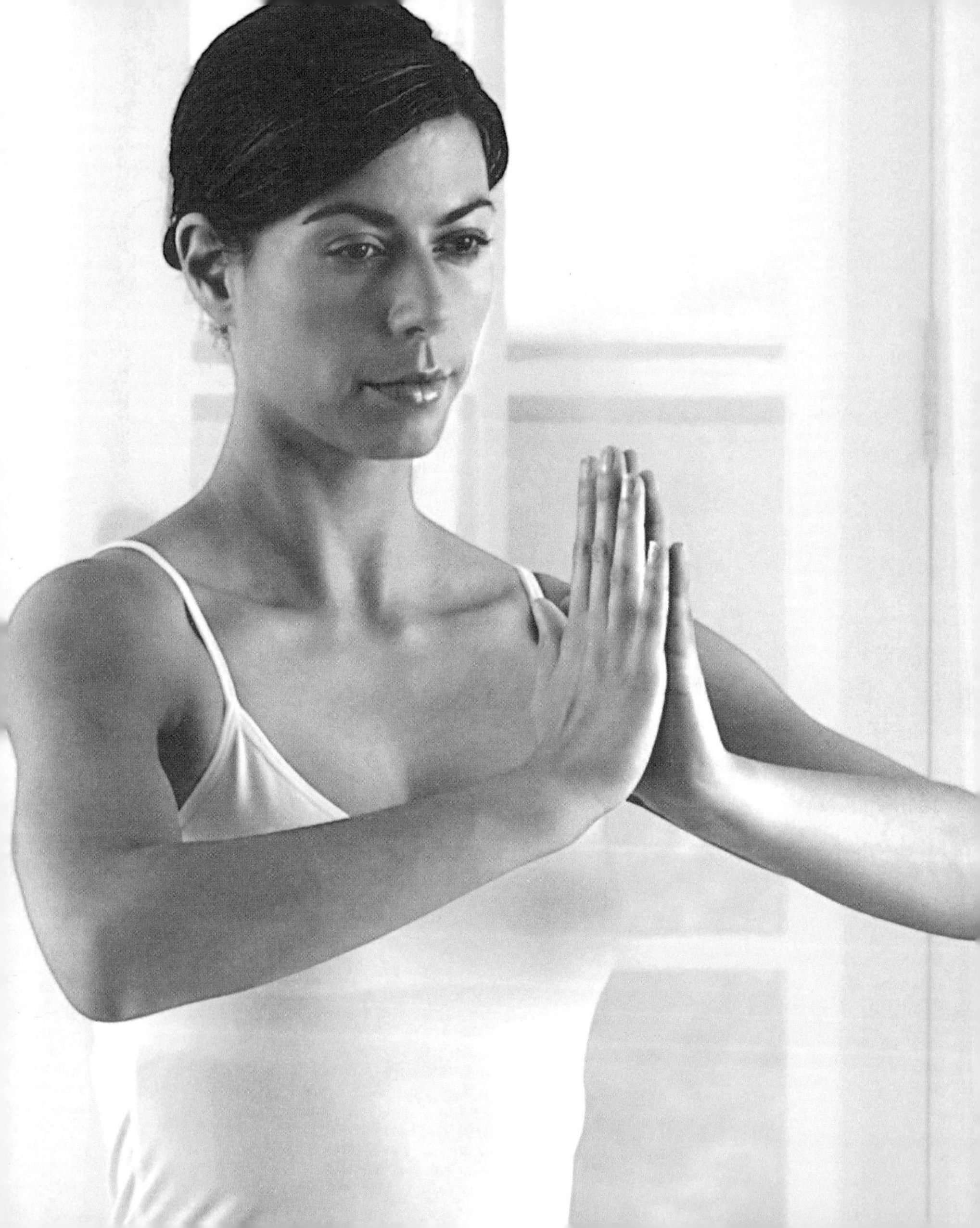

RAPIDE & EFFICACE

Christina Brown

5 minutes Reflexe/Yoga

pour tous
partout
pour le plaisir

TRÉDANIEL PRATIQUE
19, rue Saint-Séverin
75005 - Paris

&

Titre originel :
Quick & Easy Yoga

Conçu, créé et mis en page par Duncan Baird Publishers

Traduit de l'anglais par Antonia Leibovici

Directeur d'édition : Grace Cheetham
Éditeur : Zoë Fargher
Directeur de maquette : Manisha Patel
Maquettiste : Jantje Doughty
Photographe : Jules Selmes

ISBN : 978-2-84445-929-9

www.editions-tredaniel.com
info@guytredaniel.fr

Imprimé en Chine

Avertissement : Les informations données dans ce livre ne se substituent pas aux conseils professionnels et aux traitements médicaux. En cas de grossesse, d'une affection quelconque ou de problèmes de santé, demandez un avis médical avant de mettre en pratique tout conseil ou pratique présentés ici. L'éditeur et l'auteur réfutent toute responsabilité pour une blessure ou un dommage résultant de l'utilisation des informations, des techniques thérapeutiques et des exercices présentés ici.

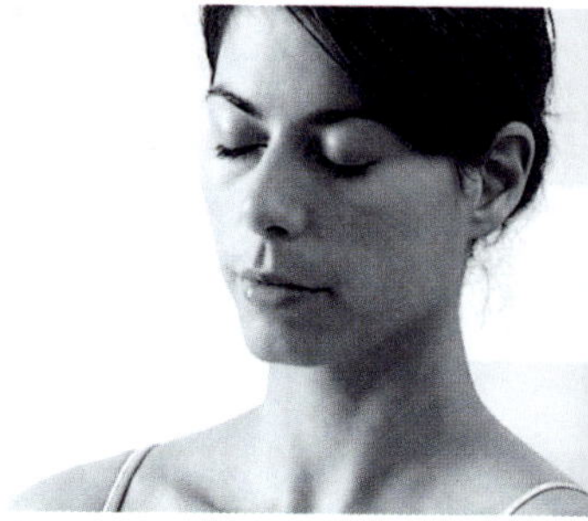

À Nadine Uremovic, Peter Ross
et Kristy Lee McMullen
pour avoir soutenu l'écriture
de ce livre et à tous mes maîtres.

sommaire

introduction

Le substantif le plus utilisé du langage est le « temps ». Nous passons le temps, observons le temps, gérons le temps, regardons le temps et perdons le temps mais, plus que tout, nous essayons de gagner du temps. Nous avons l'impression de ne jamais en avoir assez. Le monde moderne mettant tellement l'accent sur l'efficacité, il est logique de chercher des moyens rapides et efficaces de se détendre. Bien que la pratique du yoga puisse durer des heures, ses bienfaits peuvent être ressentis dans l'espace de quelques minutes. Ce livre propose des exercices simples et rapides qui vous ranimeront, vous rajeuniront et vous remettront en forme en l'espace de cinq minutes, ce qui anéantira l'excuse habituelle du manque de temps.

Mes élèves arrivent souvent soit pressés et soucieux, soit léthargiques et peu dynamiques. Cinq minutes après le début du cours, ils sont ravis. En fait, vous n'avez pas à vous cacher dans une grotte de l'Himalaya ni à consacrer des années à cette pratique. Il vous suffira de vous plonger dans ce livre pendant 5, 10 ou 20 minutes et d'exécuter un ou plusieurs exercices pour profiter des bienfaits du yoga et faire entrer ses joies dans votre vie.

pourquoi le yoga est-il si bon pour nous ?

Les postures de yoga fortifient, allongent, assouplissent et délient le corps, chargent en énergie, apaisent, concentrent et purifient le mental, en plus de bâtir la vigueur et la souplesse des muscles, des tendons et des ligaments. Si vous menez une vie sédentaire, le Hatha Yoga (yoga combinant les postures à la respiration et à la méditation) est une forme idéale d'exercice. Beaucoup de gens quittent leur emploi seulement pour rentrer chez eux, dîner et regarder la télévision, toujours dans la position assise qu'ils ont gardée toute la journée, épaules voûtées et dos arqué. Les exercices de yoga sont extrêmement utiles pour les personnes passant la majeure partie de la journée assises devant un ordinateur ou dont les tâches quotidiennes affectent la posture. Alors que chaque jour semble un enchaînement d'affalements, le corps aspire à des étirements latéraux, à des torsions et à des flexions en arrière et en profite lorsque vous les pratiquez.

La pratique du yoga revigore aussi. La vie moderne accorde une énorme importance à l'intellect. Le yoga favorise une prise de conscience fraîche lorsqu'on a perdu le contact avec son moi physique. J'ai vu des élèves, raides et stressés au début d'un cours, flotter quasiment à sa fin. Après un seul cours, certains affirment se tenir debout et dormir mieux. La discipline du yoga fait paraître la vie meilleure et plus facile. La pratique est doublement récompensante – partie du voyage intérieur vers l'harmonie, elle se révèle très efficace sur le plan physique.

mental, corps et âme

La plupart des gens savent que la pratique du yoga élimine l'asymétrie et les mauvaises habitudes posturales du corps. Comparé aux autres formes d'exercice, le Hatha Yoga est unique, car il traite tous les aspects de l'être. Le yoga touche le mental, le cœur et l'âme, réunissant le corps, la respiration, le mental, les émotions et l'esprit. Vous en êtes conscient si vous vous êtes déjà relaxé profondément à la fin d'un cours de yoga, si vous vous êtes détendu dans une posture simple de yoga ou si vous avez délibérément plongé votre corps dans un étirement vivifiant. La paix intérieure monte à mesure que le sentiment de plénitude s'accroît. C'est comme le long soupir exhalé quand vous vous plongez dans un bain chaud à la fin d'une journée harassante. C'est là que vous vous souvenez de qui vous êtes réellement, chose oubliée dans le tourbillon de la vie. Comme l'ont découvert tant de gens, la pratique d'une unique posture peut mettre le mental à l'aise et faire chanter votre cœur.

Le yoga est également un état d'esprit, l'arrêt des fluctuations mentales. Les pratiques physiques du yoga ont été développées pour entretenir la santé du corps, alors que les pratiques respiratoires et méditatives visent à guider le mental vers l'expérience de cet état d'immobilité. Si vous choisissez de profiter des bienfaits physiques

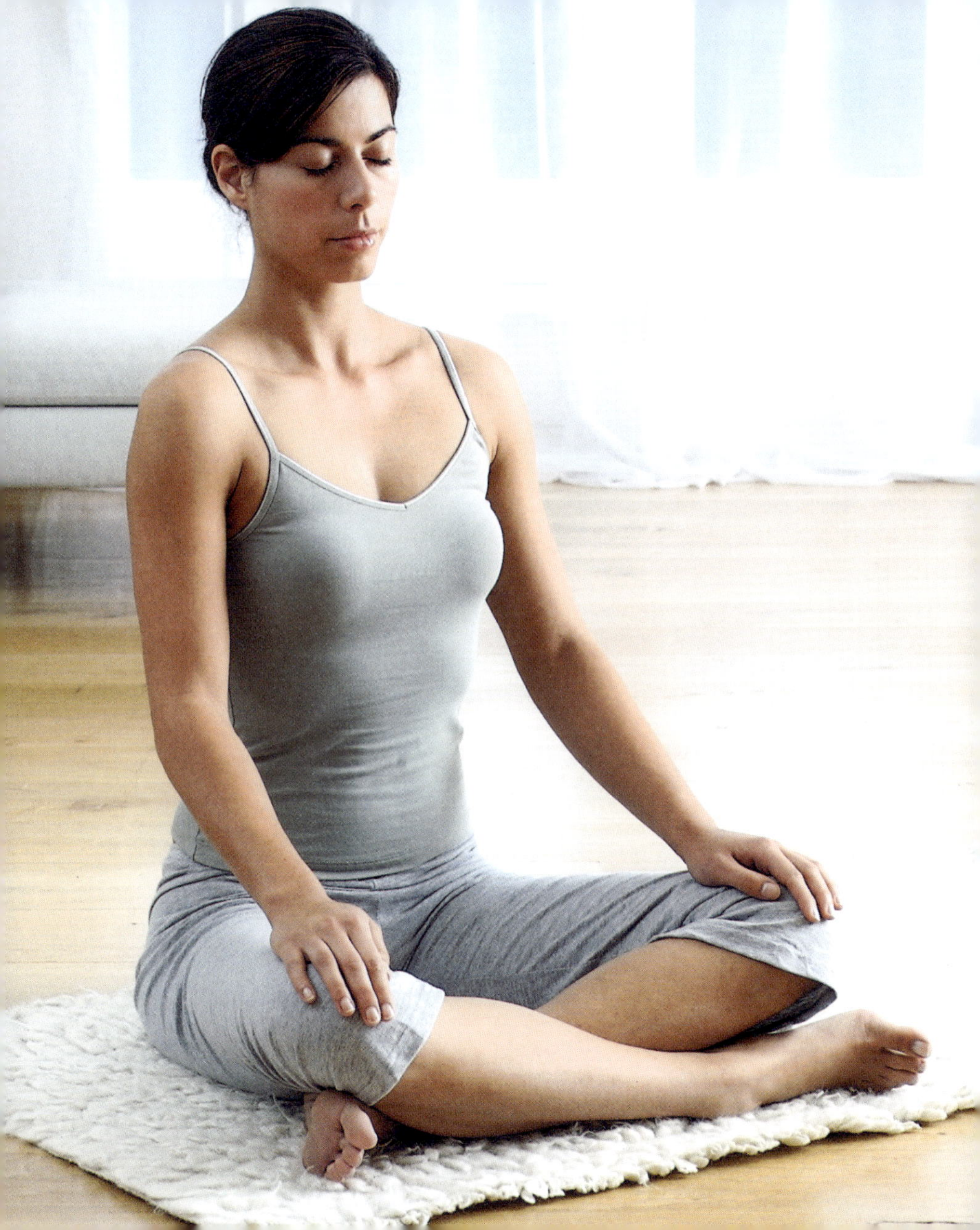

des postures, tant mieux Mais si vous voulez aller plus loin, la riche philosophie du yoga, vieille de quelque 2 000 ans peut apporter les réponses aux questions essentielles ayant hanté depuis toujours les hommes : Qui suis-je ? Pourquoi suis-je là ? Pour finir, le yoga vous aidera à atteindre l'épanouissement personnel.

Beaucoup de gens cherchent ces réponses dans un monde extérieur, ignorant qu'ils les possèdent déjà dans leur monde intérieur. Les séquences présentées ici sont conçues pour fortifier, assouplir et libérer le corps et pour favoriser le début de votre voyage d'auto-découverte. Souvent, afin de s'améliorer, l'individu est censé aller plus en profondeur ou plus loin. En tentant d'arriver à un espace imaginaire où tous nos troubles disparaîtront comme par magie, nous faisons de grands efforts. Parfois, se sentir « meilleur », c'est juste « exister ». Pensez que pour revenir chez vous vous n'avez pas à « aller » quelque part, car vous êtes déjà arrivé. Essayez d'être content dans le moment présent, là où vous êtes, et tentez d'adopter ce mode de penser pendant la pratique du yoga.

Les deux premiers chapitres de ce livre proposent des exercices de cinq minutes susceptibles d'être pratiqués dès que vous avez un moment et un peu d'espace. Bien entendu, vous n'avez pas à pratiquer séance tenante l'exercice intitulé « au travail »

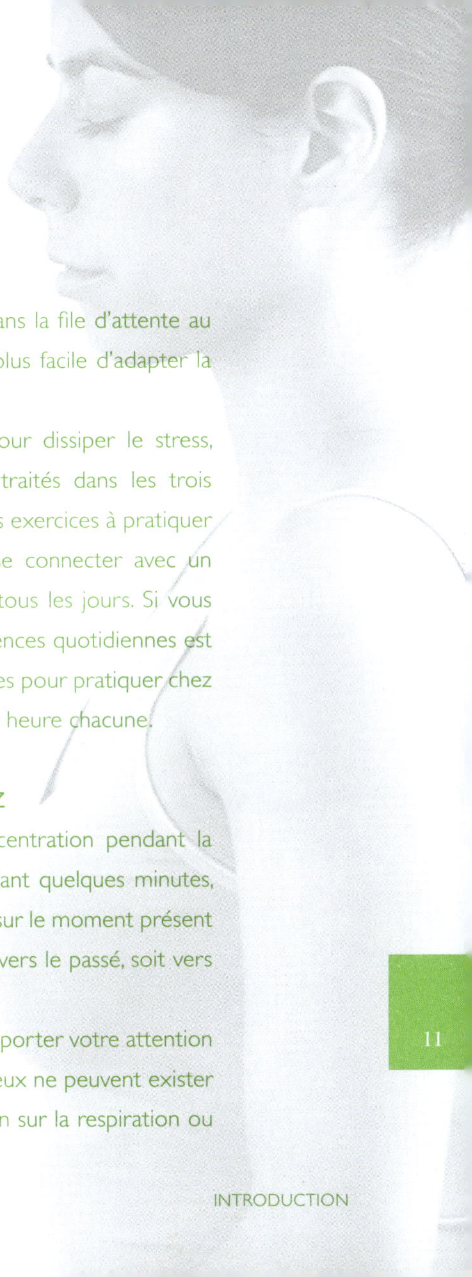

– vous pouvez l'essayer à l'arrêt du bus ou dans la file d'attente au supermarché. Soyez créatif et il sera encore plus facile d'adapter la pratique du yoga à votre vie.

J'ai conçu des exercices spécifiques pour dissiper le stress, améliorer l'humeur ou stimuler l'énergie – traités dans les trois chapitres suivants. Le dernier chapitre offre des exercices à pratiquer avec un partenaire, excellente manière de se connecter avec un proche, d'intégrer le yoga dans votre vie de tous les jours. Si vous avez un peu plus de temps, un choix de séquences quotidiennes est présenté aux dernières pages de ce livre. Idéales pour pratiquer chez soi, celles-ci prennent entre 30 minutes et une heure chacune.

à mesure que vous pratiquez

Le secret de l'efficacité du yoga est la concentration pendant la pratique. Si vous observez vos pensées pendant quelques minutes, vous remarquerez qu'elles se fixent rarement sur le moment présent ou sur un seul objet. Elles tendent à aller soit vers le passé, soit vers l'avenir, ou tourner sans fin en cercle.

Pendant la pratique du yoga, essayez de porter votre attention sur votre respiration et sur votre corps. Les deux ne peuvent exister que dans le moment présent. La concentration sur la respiration ou

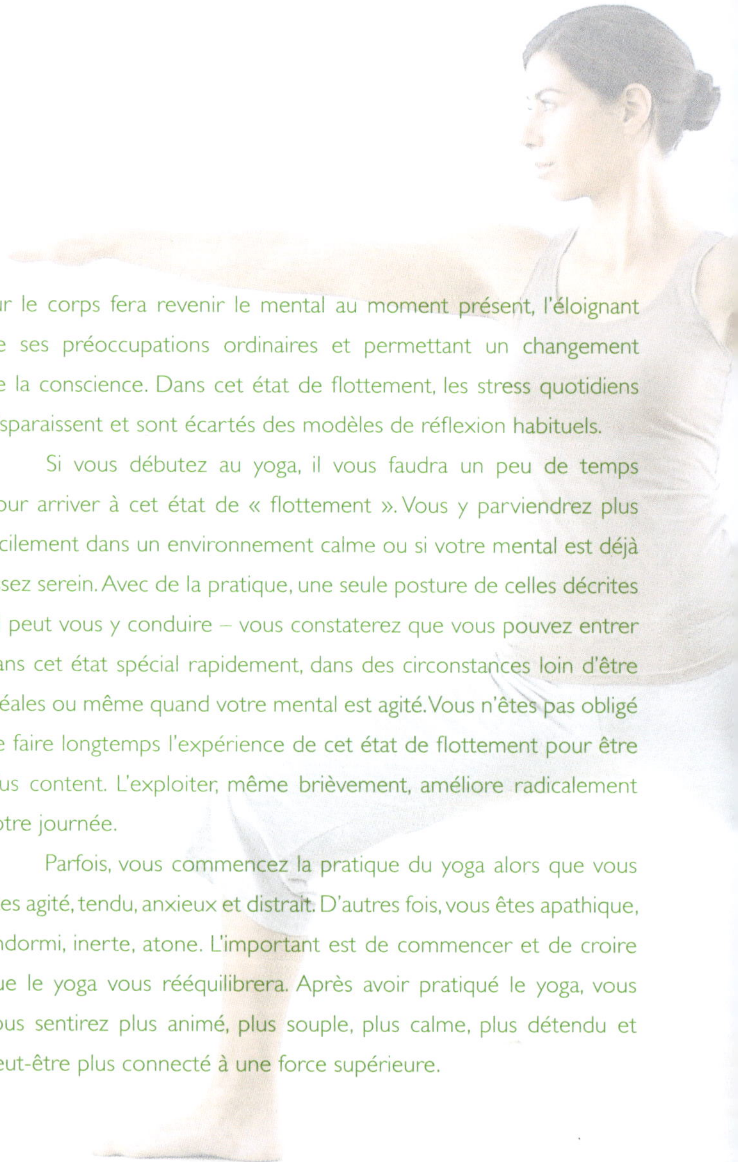

sur le corps fera revenir le mental au moment présent, l'éloignant de ses préoccupations ordinaires et permettant un changement de la conscience. Dans cet état de flottement, les stress quotidiens disparaissent et sont écartés des modèles de réflexion habituels.

Si vous débutez au yoga, il vous faudra un peu de temps pour arriver à cet état de « flottement ». Vous y parviendrez plus facilement dans un environnement calme ou si votre mental est déjà assez serein. Avec de la pratique, une seule posture de celles décrites ici peut vous y conduire – vous constaterez que vous pouvez entrer dans cet état spécial rapidement, dans des circonstances loin d'être idéales ou même quand votre mental est agité. Vous n'êtes pas obligé de faire longtemps l'expérience de cet état de flottement pour être plus content. L'exploiter, même brièvement, améliore radicalement votre journée.

Parfois, vous commencez la pratique du yoga alors que vous êtes agité, tendu, anxieux et distrait. D'autres fois, vous êtes apathique, endormi, inerte, atone. L'important est de commencer et de croire que le yoga vous rééquilibrera. Après avoir pratiqué le yoga, vous vous sentirez plus animé, plus souple, plus calme, plus détendu et peut-être plus connecté à une force supérieure.

respiration

Un lien intrinsèque existe entre la respiration et le mental – le changement de l'un affecte inévitablement l'autre. Lorsque vous êtes agité et perturbé, il s'avère rassurant, apaisant et curatif de vous focaliser sur la respiration. Quand vous vous sentez atone et abattu, la respiration consciente peut être purifiante, en plus de faire venir de la fraîcheur dans votre journée.

Inspirez et expirez toujours par le nez, afin que l'air aspiré soit filtré et chaud (le yoga utilise rarement la respiration par la bouche). De manière générale, inspirez quand vous ouvrez ou déployez votre corps, quand vous l'élevez ou l'allongez, quand vous tournez le haut de votre dos, quand vous vous penchez en arrière. Expirez quand vous lâchez prise, quand vous fermez votre corps, quand vous l'abaissez, quand vous tournez votre bas du dos, quand vous faites descendre les bras ou les jambes, quand vous vous inclinez en avant ou latéralement. Lorsque vous bougez, restez en accord avec ce qui semble juste pour vous, sans oublier que votre respiration est toujours en mouvement même dans des postures où le corps s'immobilise.

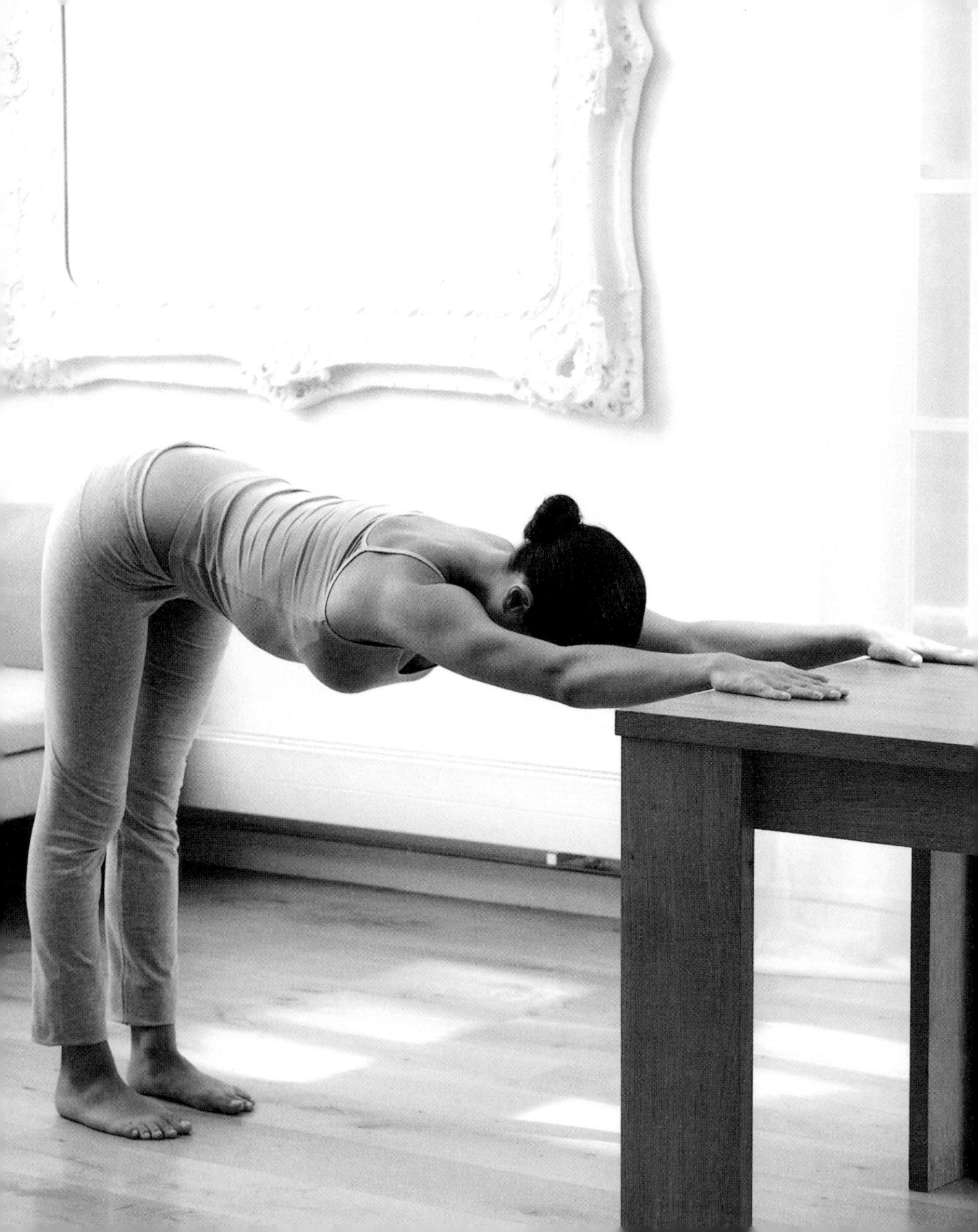

trouver votre point optimal

La pratique du yoga doit apporter la joie et améliorer la vie. Si elle est trop intense ou douloureuse, le corps et le mental, excédés, s'en éloigneront. Au contraire, si le corps et le mental ne travaillent pas assez, ils s'ennuieront. Essayez de trouver le point optimal – autrement dit, de travailler avec un volume sain de tension tout en faisant l'expérience de la quiétude et de la relaxation dans l'exercice.

Rappelez-vous qu'un fort étirement n'est pas forcément mauvais. La douleur est plus aiguë que l'inconfort, qui n'a rien d'agréable. Si vous avez mal dans une posture, l'alignement n'est pas correct ou vous vous poussez trop. Ignorer la douleur risque de provoquer une blessure. Quittez la posture et demandez conseil à un maître de yoga expérimenté.

Pour pratiquer en douceur, reposez-vous entre les exercices. Dès que vous ressentez le besoin, essayez des postures comme celles des pages 56 ou 64. Contrôlez souvent votre respiration, pour la maintenir paisible. Passez lentement d'une posture à une autre et relaxez vos muscles dans chacune. Le visage et les yeux restent détendus. Respectez les instructions essentielles quant à l'alignement, comme la direction dans laquelle doivent pointer vos genoux et vos orteils. Ne voûtez pas les épaules, surtout en levant les bras. Fléchissez les genoux en vous penchant en avant ou en vous redressant d'une flexion en avant.

constituer des séquences

Comme beaucoup d'exercices de ce livre sont des combinaisons de postures de yoga, ils sont à effectuer debout. Si vous désirez constituer vos propres séquences, n'oubliez pas d'y inclure un mouvement de torsion, un étirement latéral, une flexion en avant, une inclinaison en arrière, un équilibre, un fortifiant abdominal, une inversion et une posture centrante. Les six séquences de la fin de ce livre vous permettront de pratiquer le yoga à la maison.

à propos de la méditation

Généralement, les gens associent le yoga à la pratique des postures (*asana*), qui se concentrent naturellement sur le mental, le conduisant dans un espace de méditation. Si votre motivation pour pratiquer régulièrement les *asanas* a été de tonifier les muscles ou le dos, vous serez surpris par les effets mentaux positifs obtenus en plus.

Normalement, la pratique du yoga vise à apaiser le mental. Pour beaucoup, la méditation a pour objectif d'atteindre d'un état mental spécifique. Cependant, la méditation est un voyage, pas une fin en soi.

La meilleure chose à faire est d'observer le processus et d'essayer d'y prendre plaisir. Si vous vous sentez frustré ou tendu, apprenez à adresser un sourire tendre à votre intention. Laissez aller l'envie d'atteindre un objectif. Vous serez ainsi plus heureux avec votre pratique et avec vous-même en général. Vous constaterez en outre que votre journée semblera plus ensoleillée après avoir pratiqué le yoga, quelle que soit la qualité de vos exploits posturaux.

astuces pour la pratique

Pour finir, voilà quelques suggestions à pratiquer pour profiter davantage de cette expérience particulière :

Ne vous inquiétez pas de votre souplesse. Si vous pouvez respirer, vous pouvez pratiquer le yoga. Les gens me disent qu'ils ne se sentent pas assez souples pour le yoga. Mais on ne commence pas souple pour devenir souple ! Les postures présentées ici conviennent même à la personne la plus raide. C'est souvent celle-ci qui verra la première les résultats.

Pratiquez quand vous le pouvez. Je ne me suis pas assise pour méditer pendant des années, parce que je pensais que ma maison devait être en parfait état avant que je puisse me détendre ! Les tâches quotidiennes en général ne sont jamais finies, et il y aura toujours autre

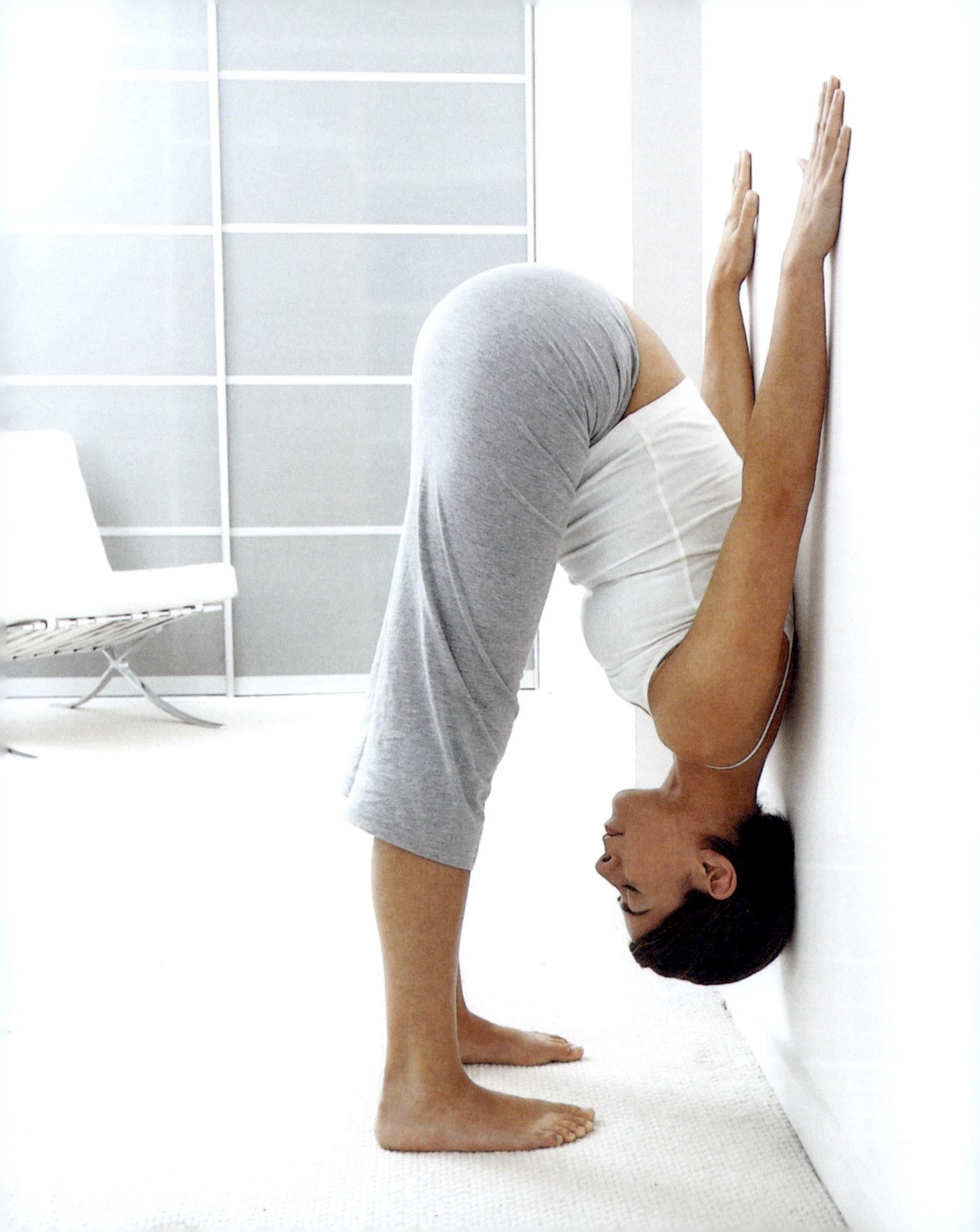

chose à trouver comme excuse pour ne pas vous consacrer à votre santé et à votre bonheur. Quoi que vous fassiez, laissez tomber et occupez-vous de votre santé et de votre bien-être.

Portez des vêtements confortables, larges, restez pieds nus. Si vous n'avez pas de ceinture de yoga en tissu, utilisez la ceinture d'un peignoir.

Essayez de travailler l'estomac vide, trois heures après un repas copieux, une heure après une collation. Si vous pensez pratiquer longtemps, buvez beaucoup d'eau 30 minutes avant de commencer, pour ne pas avoir à vous réhydrater pendant les exercices.

Plus important, en cas de blessure, de maladie ou de grossesse, demandez un avis médical avant de commencer le yoga.

Le yoga m'a apporté beaucoup de plaisir au fil des années. J'espère qu'il fera de même pour vous. Beaucoup de gens n'arrivent jamais à commencer le yoga, car ils sont trop occupés. Ce livre veut vous encourager à intégrer le yoga dans votre vie d'autant de petites façons que possible. Les petits laps de temps que vous vous accordez vous rendront plus content que vous pourrez l'imaginer. Profitez-en, revenez à votre centre, dialoguez avec vous-même. Soyez conscient que le yoga ne vise pas le progrès personnel exigeant en paiement l'acceptation de soi. Au lieu d'essayer de toucher vos orteils, gardez à l'esprit que pratiquer le yoga c'est aussi toucher votre cœur.

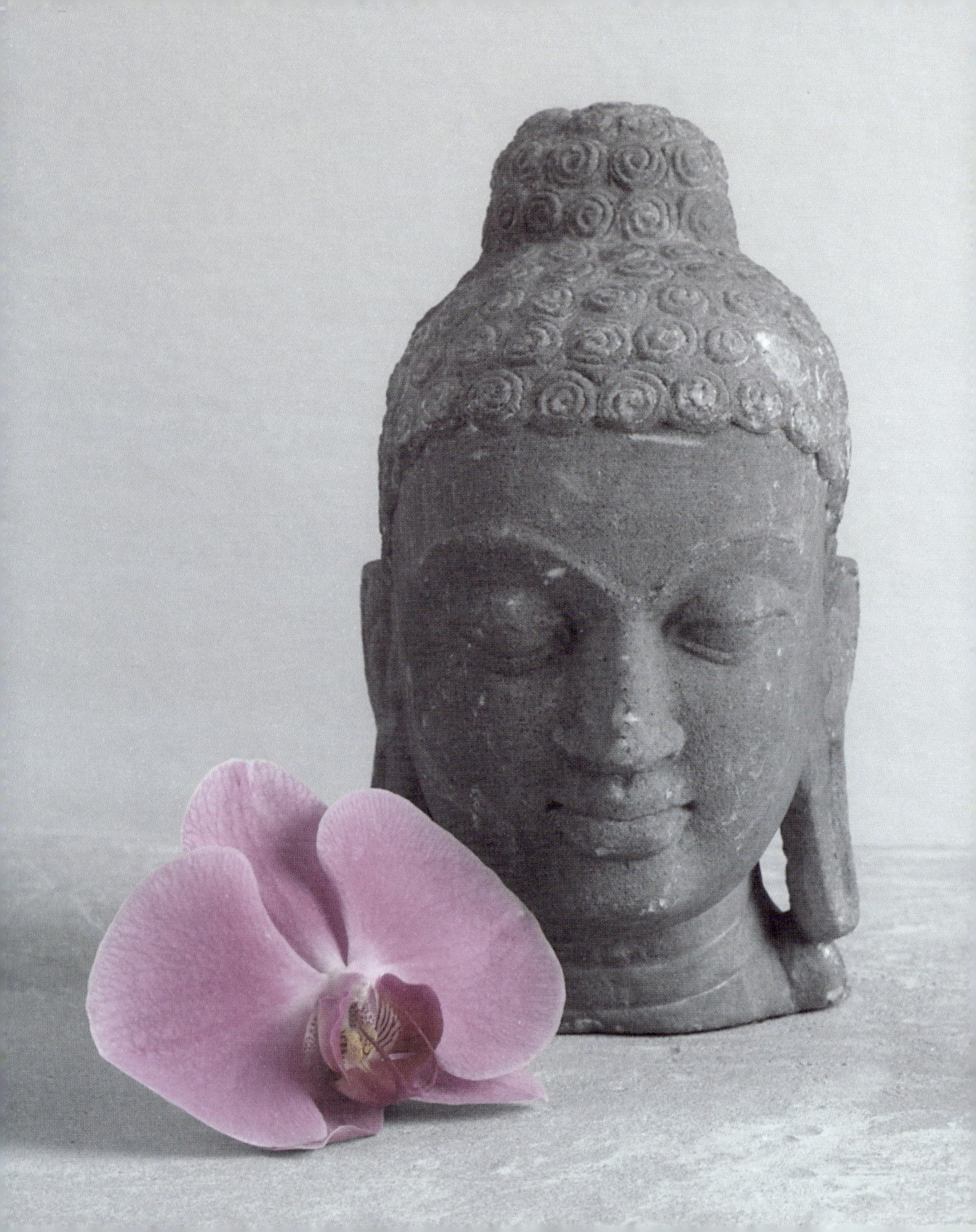

n'importe quand

Accueillez le matin par une séquence revigorante de yoga ou améliorez votre bien-être pendant la journée par un mini-exercice à l'heure du déjeuner. Les techniques de yoga fonctionnent dès que vous devez vous remettre en forme et vous reconcentrer avant une longue réunion ou quand vous voulez vous détendre avant de dormir.

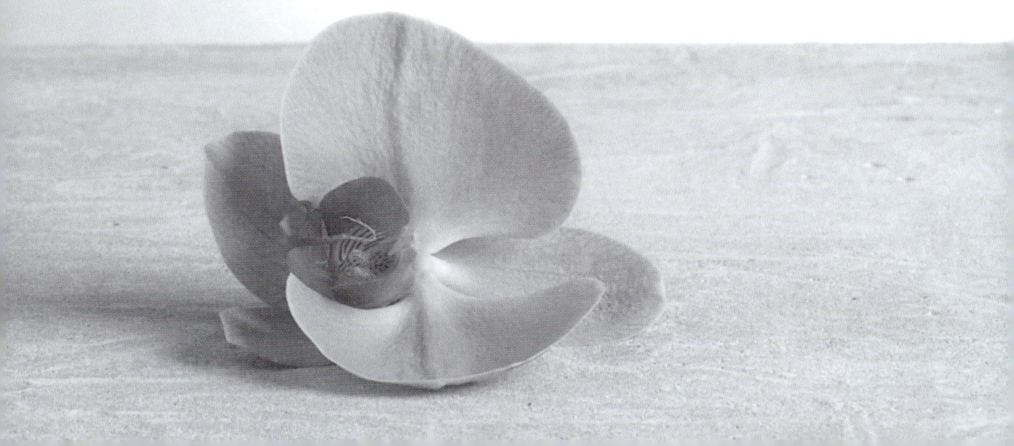

1

Agenouillez-vous, genoux joints. Pliez-vous depuis les hanches et tendez les bras en avant, mains écartées de la largeur des épaules. Étalez vos paumes sur le plancher et commandez à vos muscles de pousser les fesses vers les talons. Cette position est le point de départ et de fin.

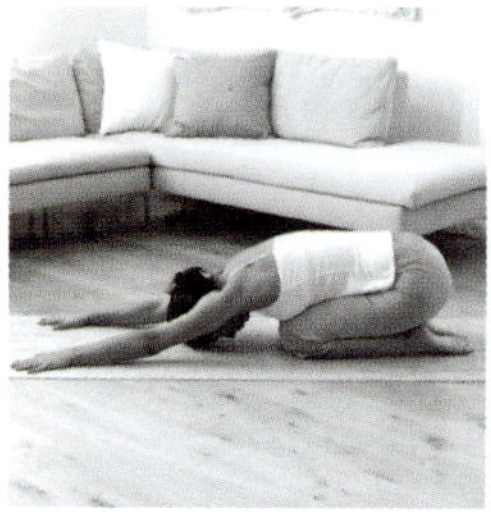

2

En inspirant, levez les épaules au-dessus des poignets, sur la même ligne. Positionnez les hanches de sorte que le cou et la colonne vertébrale sont sur une ligne droite passant entre les genoux et les épaules. Le creux des coudes est tourné vers l'avant, les orteils, dirigés vers le ciel.

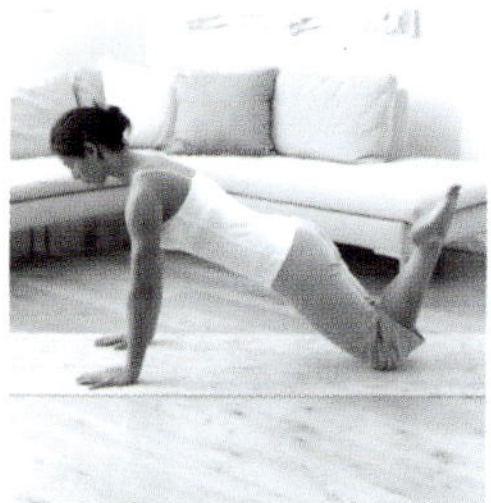

3

(*à droite*) Sur l'expiration suivante, pliez les coudes pour porter votre poitrine au-dessus du plancher. Tirez-les en arrière, de sorte qu'ils effleurent vos côtes, sans se lever. Rentrez le nombril pour activer les muscles abdominaux, afin d'éviter l'effondrement du dos.

4

Sur l'inspiration suivante, faites revenir les épaules au-dessus des poignets. Pour empêcher le dos de s'affaisser, engagez les muscles abdominaux. En expirant, revenez à la position de départ. En vous laissant guider par la respiration, effectuez quatre autres cycles de cette séquence à quatre étapes.

activateur matinal

pour vous revigorer

laissez votre respiration vous guider à travers
les mouvements fluides

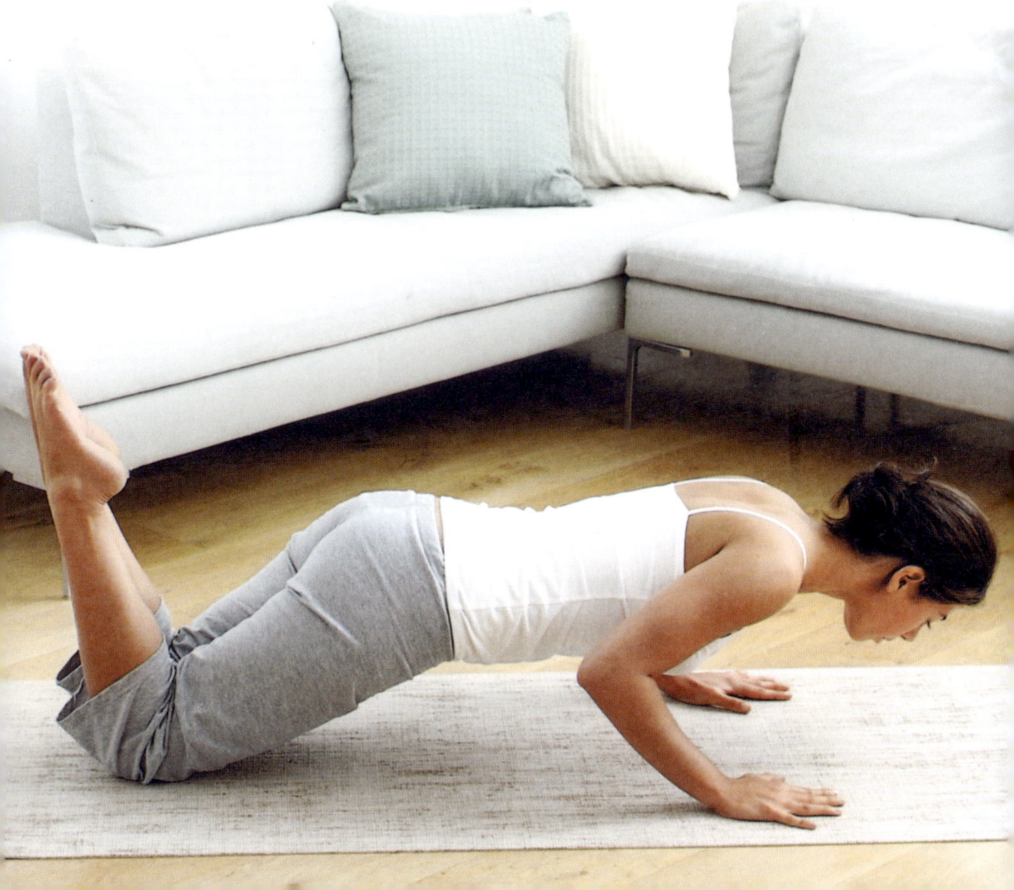

1 Asseyez-vous sur le plancher et pliez la jambe droite en arrière, de sorte que le pied droit se blottit près de la fesse droite. Reposez la plante de votre pied gauche sous la face interne de la cuisse droite. Entrelacez vos doigts derrière la tête. Gardez les fesses ancrées sur le plancher.

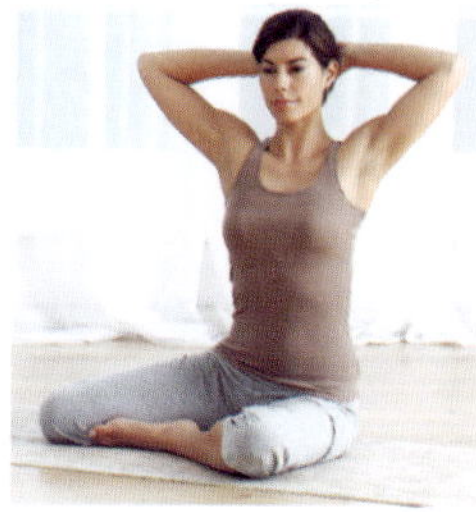

2 (*à droite*) Inspirez et écartez les coudes à mesure que votre poitrine se dilate. Puis expirez et, en gardant les coudes écartés, tournez-vous vers la gauche. La hanche droite vous accompagne dans cette torsion, si bien qu'elle avance et monte. L'abdomen est rentré et pivote aussi vers la gauche.

3 Inspirez et revenez à la position de départ. Vos fesses s'appuient en égale mesure dans le plancher. Prenez votre temps, n'accélérez pas votre inspiration et soyez conscient de la manière dont le centre de votre poitrine monte à mesure que vous inspirez. Profitez de cette partie énergisante de votre respiration.

4 Sur l'expiration suivante, tombez le coude droit vers le pied droit. Tendez le coude gauche vers le haut, tout en levant et en dilatant les côtes gauches. Inspirez pour revenir au centre, et répétez cinq fois la torsion et l'étirement latéral, en inspirant sur la torsion, et en expirant sur l'étirement. Échangez les positions des pieds, puis pratiquez sur l'autre côté.

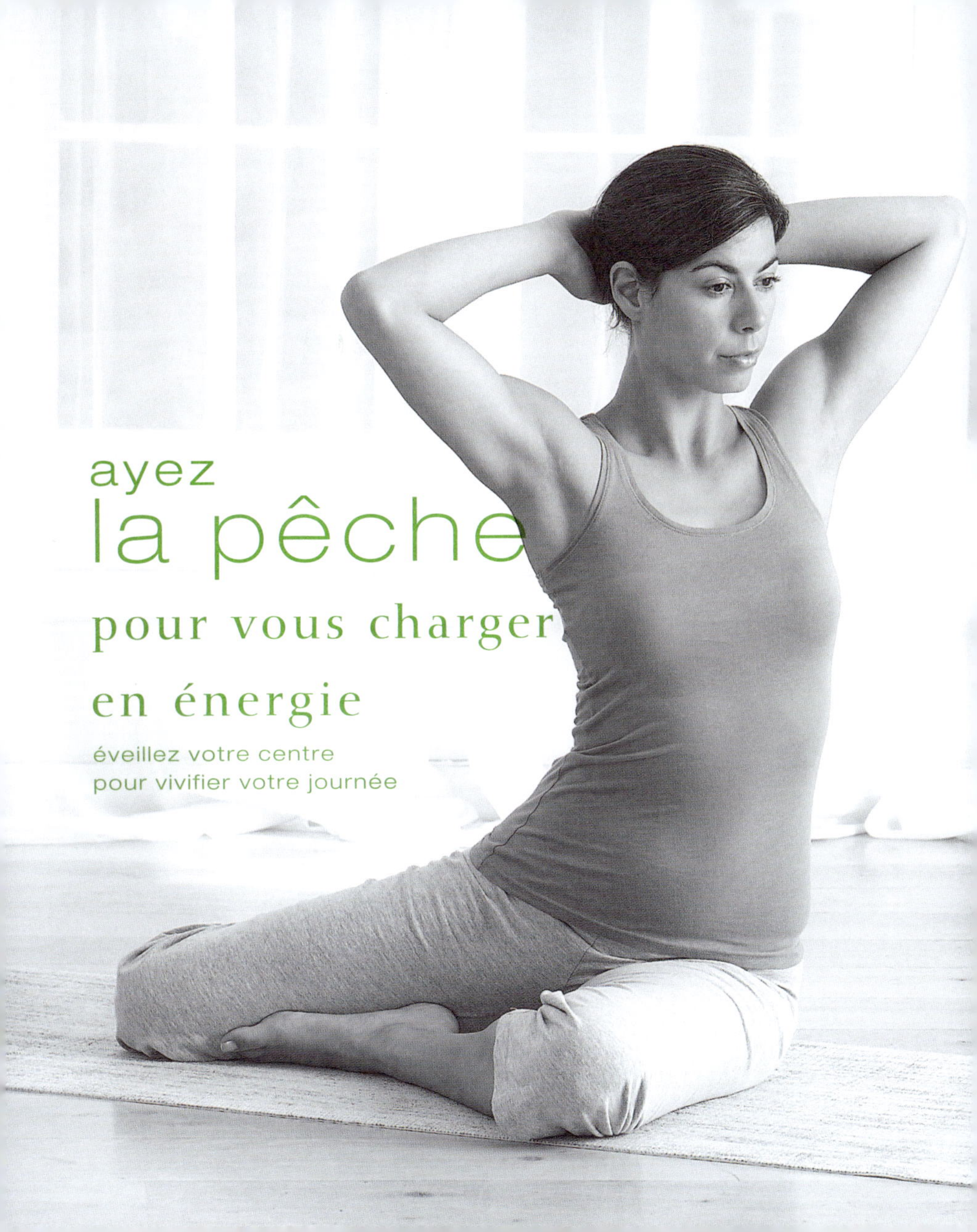

ayez la pêche pour vous charger en énergie

éveillez votre centre
pour vivifier votre journée

tonification à 10 heures en vous redynamisant

rechargez-vous grâce à cette séquence énergisante

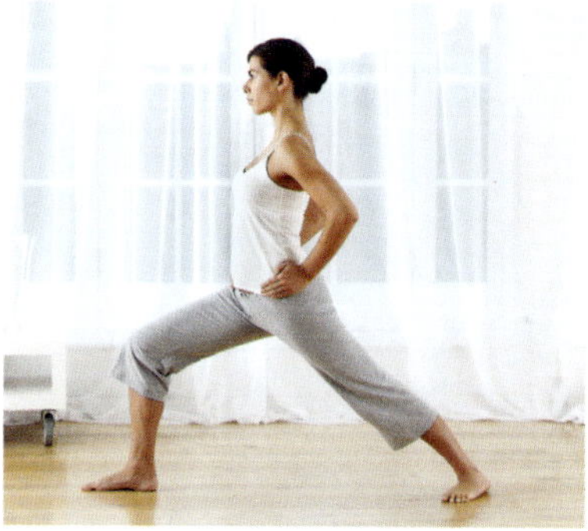

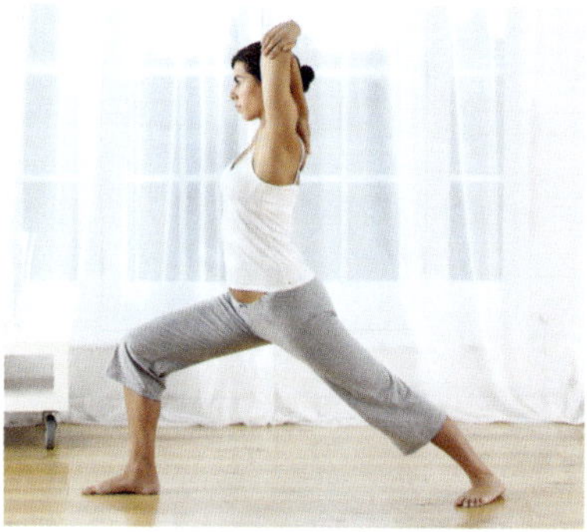

1 Tenez-vous debout, pieds écartés d'environ 1,5 m, mains sur les hanches. Les orteils du pied droit sont dirigés droit devant, ceux du pied gauche, à un angle de 45°. Avancez votre hanche gauche pour que les deux soient d'équerre. Pliez la jambe avancée, de sorte que l'articulation du genou soit au-dessus de la cheville.

2 Levez le bras gauche et, en tournant l'épaule vers l'intérieur, faites-le pivoter de sorte que le pouce pointe derrière vous. Pliez le coude gauche et faites tomber la main derrière la tête, la descendant aussi loin sur le dos que possible. De la main droite, prenez en coupe le coude gauche pour accentuer l'étirement.

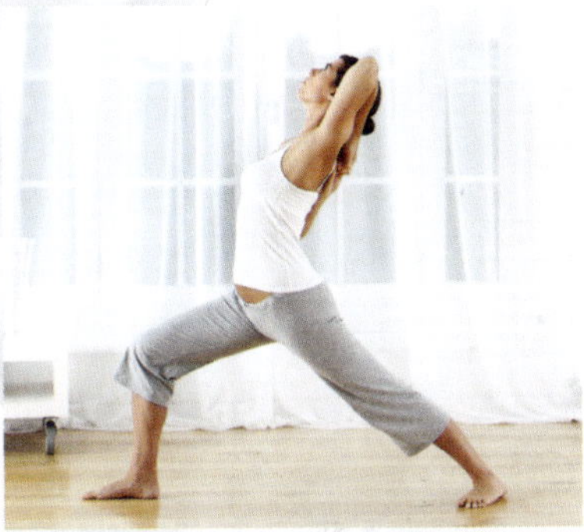

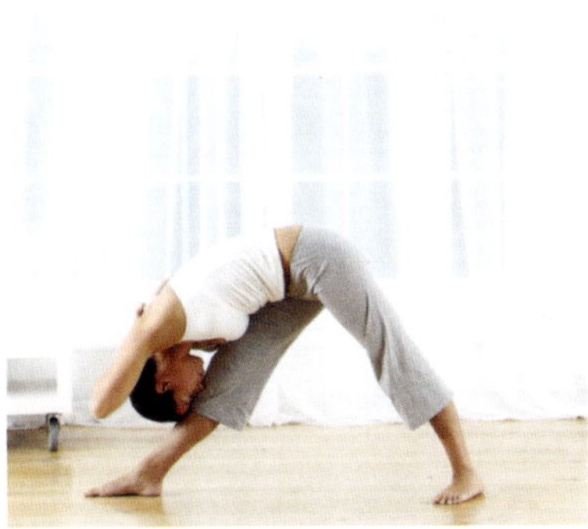

3 Maintenez le bras droit derrière votre dos ou, pour un étirement plus fort de l'épaule, portez-le plus bas sur le dos et attrapez les doigts de la main gauche (ou tenez une ceinture entre vos mains). Levez le regard et utilisez la pression de vos mains pressant contre la colonne vertébrale pour vous incliner doucement en arrière.

4 Expirez en tendant le genou de la jambe avancée et penchez-vous depuis les hanches dans une profonde flexion en avant. Inspirez, fléchissez le genou et redressez-vous Passez entre ces deux positions : vers le haut sur l'inspiration, en avant sur l'expiration. Après dix cycles respiratoires, pratiquez sur l'autre côté.

1

Tenez-vous debout, pieds écartés de la largeur des hanches. Levez les bras au-dessus de la tête, paumes se faisant face. Les omoplates descendent pour que le cou soit allongé. Appuyez fermement les pieds sur le plancher et accroupissez-vous en faisant glisser les genoux en avant. Arquez la colonne.

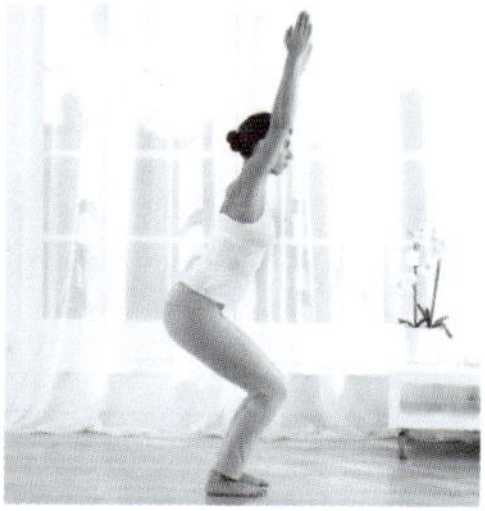

2

Après six cycles respiratoires, joignez les paumes au niveau de la poitrine et percevez l'engagement des muscles de celle-ci. Vérifiez que les genoux soient en ligne avec le troisième orteil des deux pieds, qui pointent en avant. Maintenez l'activation des muscles dorsaux.

3

(*à droite*) Accroupissez-vous davantage à mesure que vous accentuez la torsion et reposez le coude gauche contre la face externe du genou droit. Ouvrez les coudes un peu plus, de sorte que les poignets soient proches de la poitrine. Réalignez les genoux pour qu'ils soient au même niveau. Tournez la tête pour lever le regard pendant huit cycles respiratoires.

4

Revenez à la position symétrique de départ. Levez de nouveau les bras au-dessus de la tête, paumes se faisant face, et imaginez qu'ils sont une extension de la colonne, qu'ils allongent. Maintenez pendant cinq respirations pour vous recentrer. Tournez-vous de l'autre côté, tronc vers la gauche. Ramenez le coude droit vers la face externe du genou gauche, en regardant par-dessus l'épaule gauche. Revenez au centre après huit respirations.

rehaussez-vous à midi

pour vous équilibrer

purifiez votre mental par
une torsion recentrante

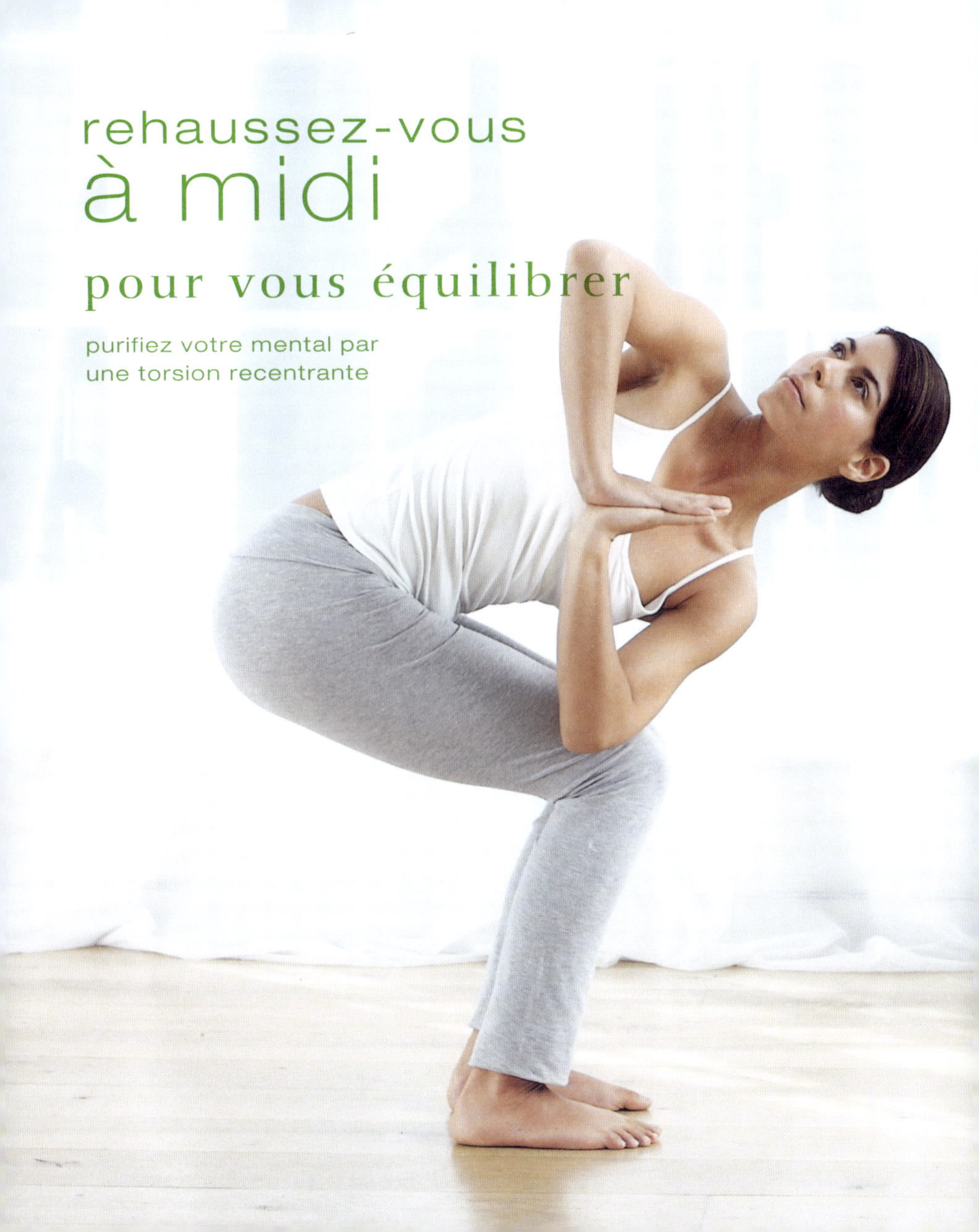

stabilité l'après-midi en vous détendant

apaisez les tensions d'une longue journée

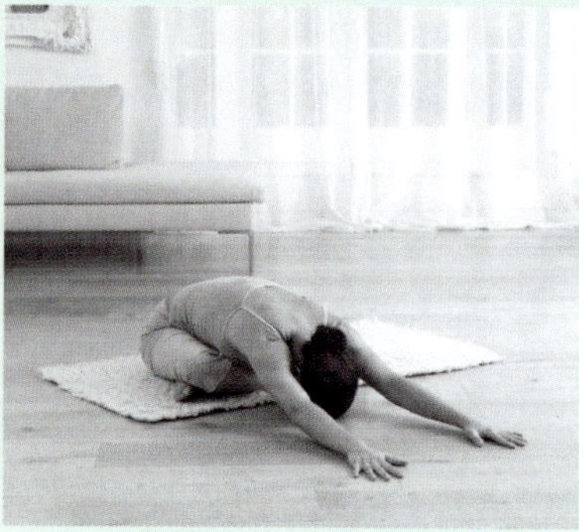

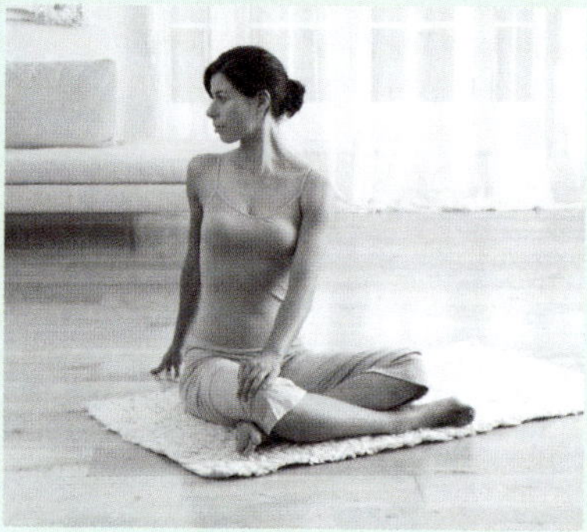

1 Asseyez-vous en tailleur, inspirez et levez les bras. En expirant, étirez-vous depuis le torse pour ramener les deux mains sur le plancher devant vous. Inspirez et expirez six fois pour faire glisser progressivement la poitrine en avant. Détendez ensuite le cou et maintenez pendant dix respirations.

2 Inspirez pour vous redresser. Posez la main gauche sur le genou droit, le bout des doigts de la main droite derrière vous, sur le plancher. Trouvez le point vous offrant la meilleure traction pour une torsion forte et tournez-vous vers la droite. Inspirez et étirez-vous vers le haut. En expirant, rentrez le ventre et intensifiez la torsion. Maintenez pendant cinq respirations.

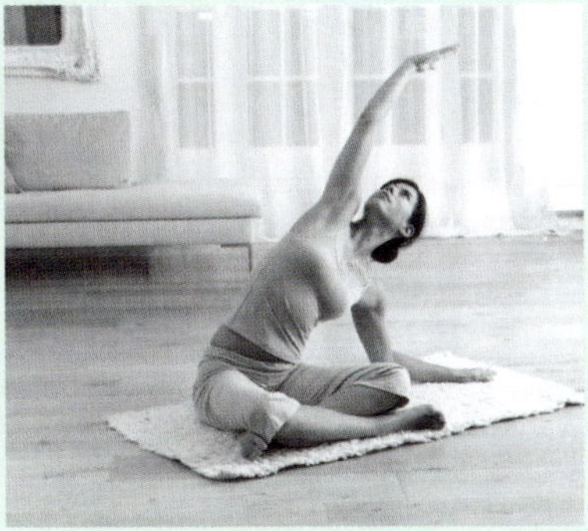

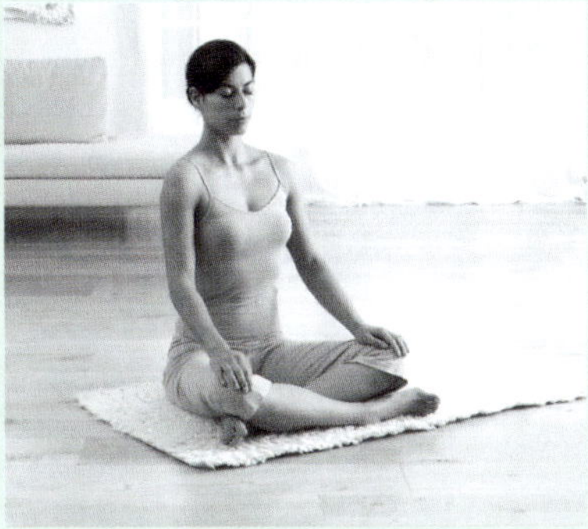

3 Revenez au centre. Glissez la main gauche le long du plancher, en ligne avec la hanche. Tendez le bras droit vers le haut et vers la gauche, paume vers le bas, dans un long étirement latéral. L'étirement doit être fort et régulier. Maintenez pendant cinq respirations. Changez le sens du croisement de vos jambes et répétez l'ensemble de la séquence sur l'autre côté.

4 Placez ensuite les mains sur les genoux, en étirant la colonne vertébrale et en laissant flotter la poitrine. Les yeux fermés, restez dans cette position, en surveillant votre respiration pendant dix cycles lents. À mesure que vous ouvrez lentement les yeux pour accueillir le monde extérieur, restez connecté à cet espace intérieur paisible.

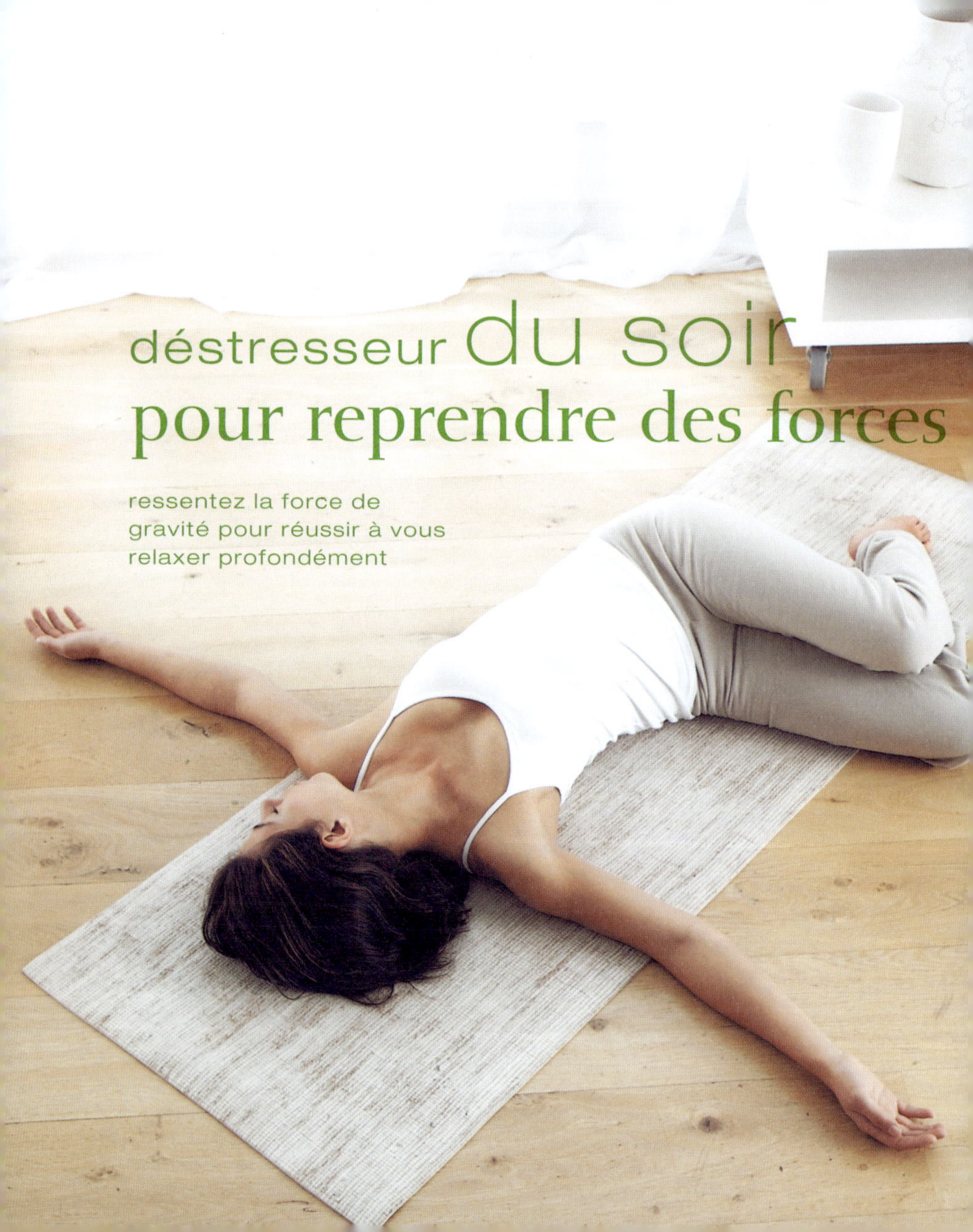

déstresseur du soir pour reprendre des forces

ressentez la force de gravité pour réussir à vous relaxer profondément

1 Allongez-vous sur le dos, genoux pliés. Attrapez-les et faites-les tourner lentement cinq fois dans le sens des aiguilles d'une montre, en offrant au bas du dos un massage apaisant. Changez de direction et faites tourner les genoux dans le sens contraire. Serrez-les contre votre poitrine et oscillez lentement d'un côté sur l'autre pour relâcher la tension de l'ensemble de votre dos.

2 Entourez les tibias de votre bras droit et tendez le bras gauche latéralement, main au niveau des épaules. Joignez les genoux, puis portez-les vers la droite, pour qu'ils soient blottis aussi près que possible de votre aisselle. Redescendez l'épaule gauche vers le plancher et tendez le bras droit latéralement.

3 (*à gauche*) Relaxez totalement les jambes sur le plancher. Assurez-vous que les chevilles et les pieds sont détendus. Laissez les omoplates s'écarter. Tournez la tête vers la gauche. C'est une posture de détente parfaite. Relaxez-vous, respirez régulièrement, sentez votre visage s'assouplir et votre peau devenir veloutée. Profitez-en.

4 Après deux minutes, levez les jambes pour revenir au centre. Restez allongé à plat et observez la sensation dans le bas de votre dos. Notez que le côté gauche du bas de votre dos semble plus plat, plus long, plus détendu, en meilleur état! Redressez-vous par une torsion lente vers la gauche. Finissez par cinq autres cercles des genoux, dans le sens des aiguilles d'une montre et dans le sens contraire.

1

Pliez une couverture et placez-la sur une chaise. Asseyez-vous sur le plancher, jambes tendues entre les pieds de la chaise, placée à environ 60 cm devant vous. Pliez le genou droit pour reposer la plante du pied droit contre la face interne de la cuisse gauche.

2

Inspirez, levez les bras et, en expirant, penchez-vous en avant pour les poser sur la chaise. Reposez votre front sur la couverture, au niveau du bord de la chaise. Il se peut que vous deviez replier davantage la couverture pour lui donner plus d'épaisseur afin que le front y repose confortablement.

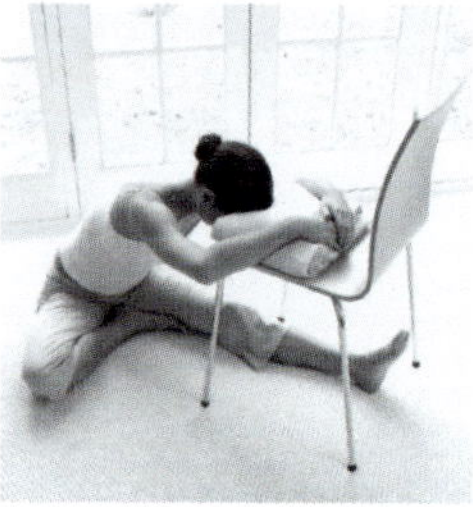

3

(*à droite*) Si vous êtes très souple, placez une couverture pliée sur la jambe tendue et penchez-vous en avant pour poser votre front dessus. Quelle que soit la variante choisie, maintenez deux minutes, en respirant à fond. En assumant la posture, vous pouvez éloigner la chaise ou la couverture pour accentuer l'étirement. Répétez sur l'autre côté.

4

Pour une variante agréable, écartez les jambes pour former un grand V. Placez la chaise au centre du V et penchez-vous sur elle. Posez légèrement les bras sur le siège de la chaise et soutenez votre front sur la couverture. Fermez les yeux et maintenez deux minutes ou plus. À mesure que votre corps se détend, éloignez la chaise pour accentuer l'étirement.

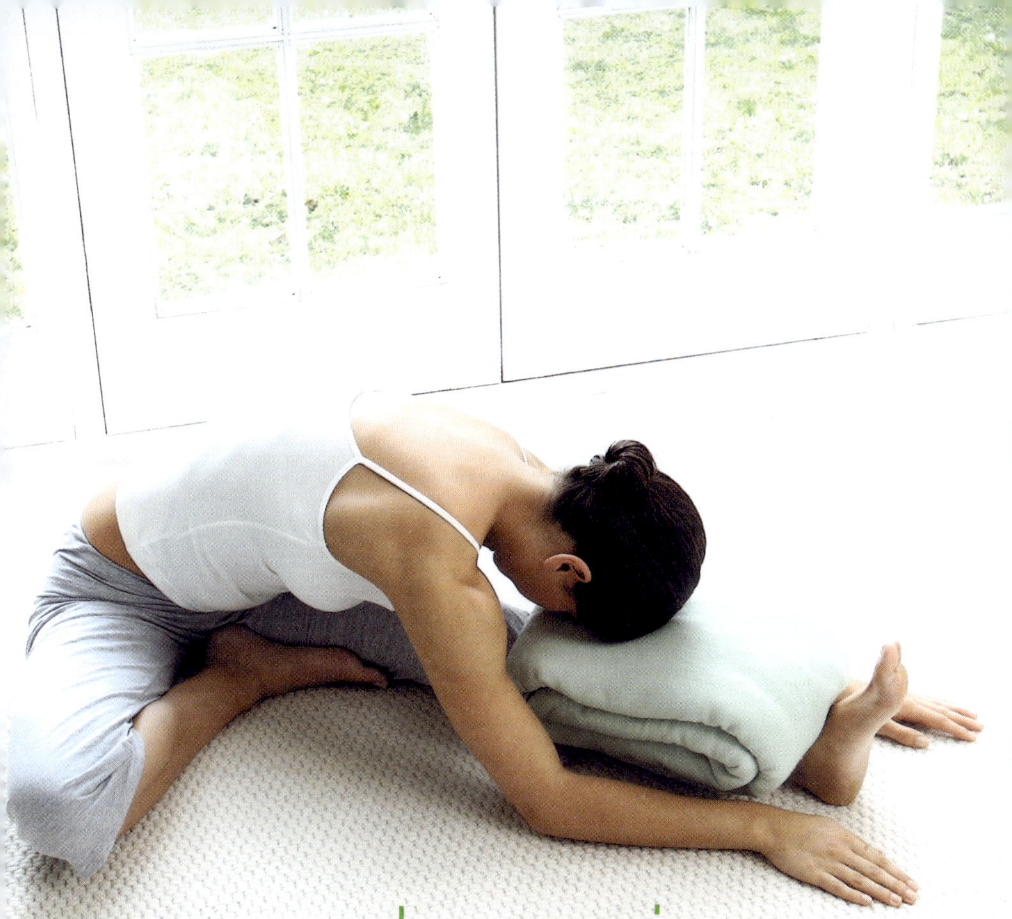

détente du soir pour vous entretenir

tournez votre dos au monde extérieur
et relaxez votre monde intérieur

à la fin de la journée pour vous apaiser

atténuez la tension des épaules
et laissez de côté vos inquiétudes

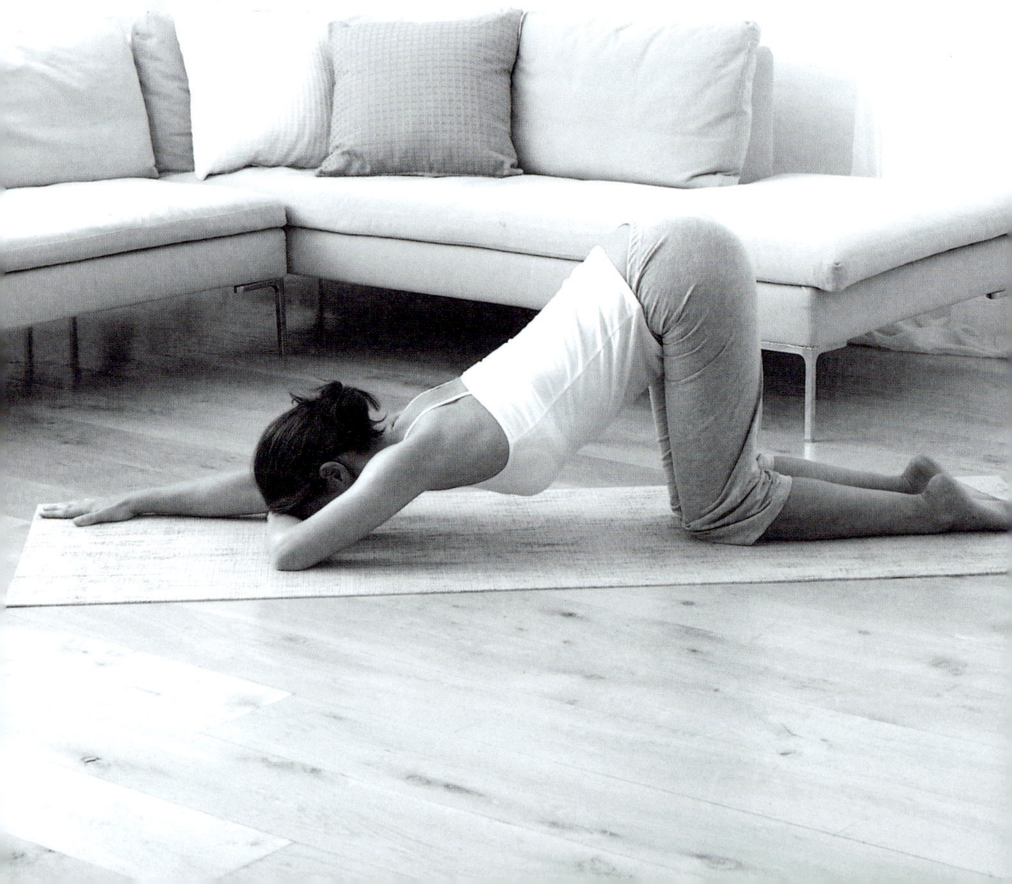

1 En partant d'une position à quatre pattes, posez les avant-bras sur le plancher. Glissez la paume droite en avant le long du plancher, aussi loin que vous le pouvez. Glissez la paume gauche sous le coude droit. Les hanches sont au-dessus des genoux, pour que vous puissiez ressentir parfaitement l'allongement offert par cette posture.

2 En gardant le coude droit éloigné du plancher, tendez vigoureusement la paume droite en avant et posez le front sur votre avant-bras gauche. Vérifiez de nouveau que les hanches sont au-dessus des genoux. Si nécessaire, faites reculer les genoux pour corriger la position.

3 Modifiez la position de l'avant-bras gauche de sorte que votre nez ne soit pas écrasé et que vous ayez le sentiment que les vertèbres sont alignées depuis le cou jusqu'au bas du dos. Votre dos se creuse vers le plancher, dans une longue courbe élégante.

4 (*ci-contre*) Ancrez ensuite la paume droite dans le plancher, de sorte à ne pas glisser en arrière, et faites reculer votre hanche droite pour obtenir un merveilleux étirement de tout le côté droit du torse. Laissez votre poitrine descendre vers le plancher. Après dix cycles respiratoires, répétez sur l'autre côté.

1 Tenez-vous debout, pieds écartés d'environ 1,5 m, mains sur les hanches. Tournez le pied droit vers l'extérieur de 90°, la jambe gauche et son pied, de 15°. Mettez vos hanches d'équerre, parallèles au pied droit, et pliez le genou droit afin qu'il soit au-dessus de la cheville droite.

2 Tendez les bras latéralement, paumes tournées vers le bas. Fixez du regard le bout du médius droit. Faites descendre les omoplates. Une ligne d'énergie court le long des bras vers le bout de vos doigts, favorisant le maintien des bras à l'horizontale.

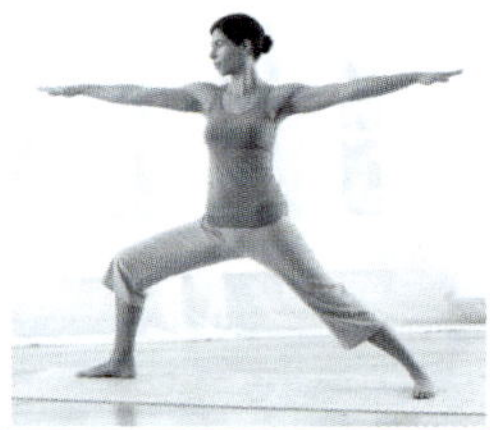

3 (*à droite*) Portez le coude droit vers le genou droit et utilisez-le pour pousser celui-ci légèrement vers la droite, en ouvrant les hanches. Inspirez dans cette position, puis, en vous étirant depuis la hanche gauche, tendez le bras gauche au-dessus de la tête, paume vers le bas. Tournez l'abdomen et la poitrine vers le haut en levant le regard et tendez davantage votre bras gauche vers la droite.

4 Sur l'inspiration suivante, faites osciller le bras gauche en arrière et levez le bras droit pour revenir à la position de l'étape 2. Regardez de nouveau le bout du médius droit. En gardant le genou droit à 90°, expirez et revenez à l'étirement latéral. Continuez pendant cinq autres cycles respiratoires. Pratiquez tout l'exercice sur l'autre côté.

avant un rendez-vous pour vous charger en énergie

stimulez votre énergie

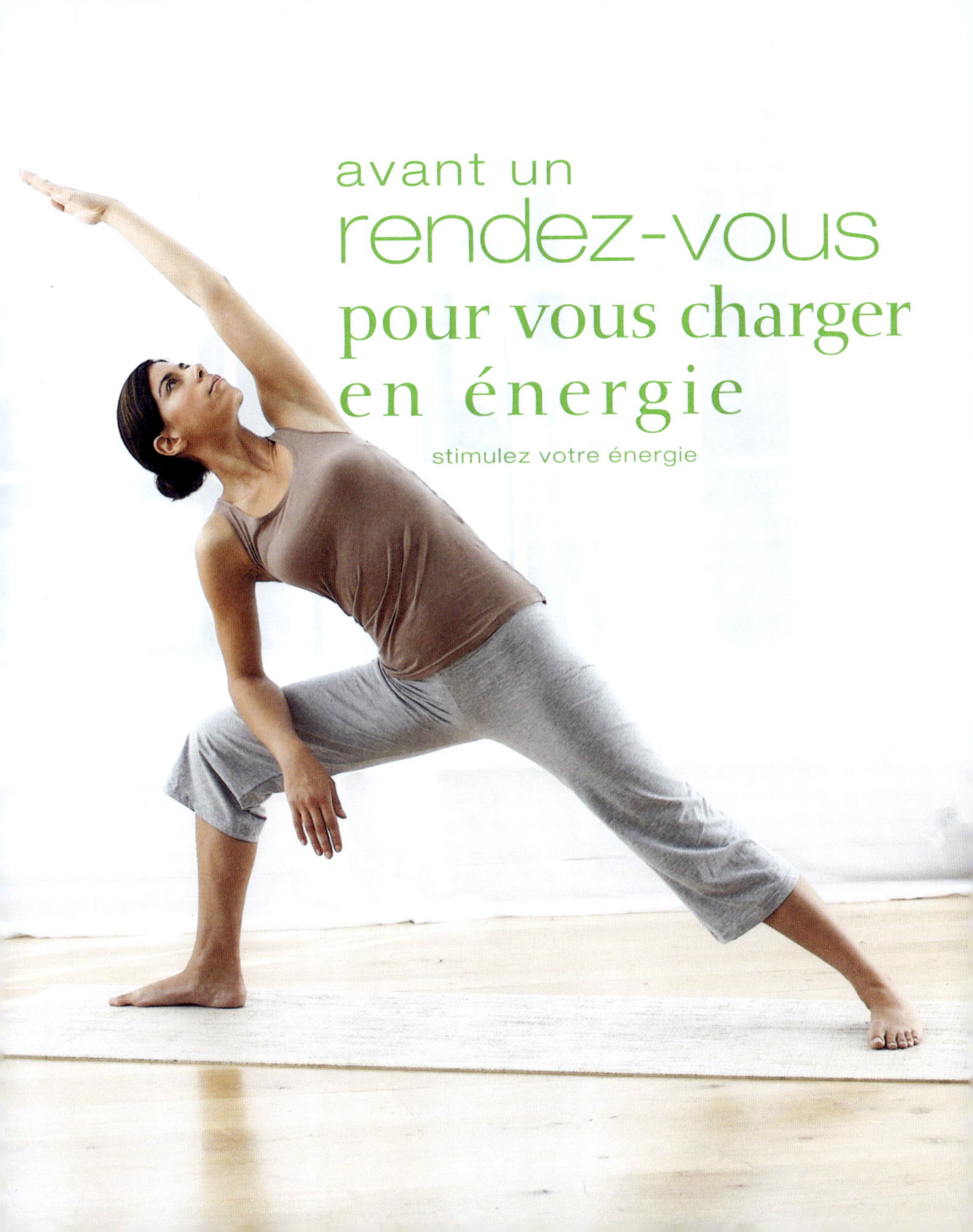

1 Tenez-vous debout, pieds joints, et enserrez votre corps, bras gauche sur le droit. Chaque main prend en coupe l'omoplate opposée. Rapprochez les poignets et joignez les paumes. Si vous n'y parvenez pas, accrochez le pouce qui est au-dessous avec l'auriculaire, ou joignez simplement la face externe des poignets.

2 (*à droite*) Pliez les genoux et accroupissez-vous. Inspirez et levez la jambe droite. Passez-la sur la cuisse gauche, et enroulez la cheville droite autour de la cheville gauche. Pour y parvenir, fléchissez bien le genou gauche et pivotez légèrement en avant depuis les hanches.

3 Si vous n'arrivez pas à tourner complètement la cheville droite, ramenez-la sur le sommet du genou gauche. À mesure que vous vous penchez en avant, fléchissez la cheville gauche et accroupissez-vous davantage Si vous avez du mal à garder l'équilibre, prenez de courtes inspirations régulières et expirez de même.

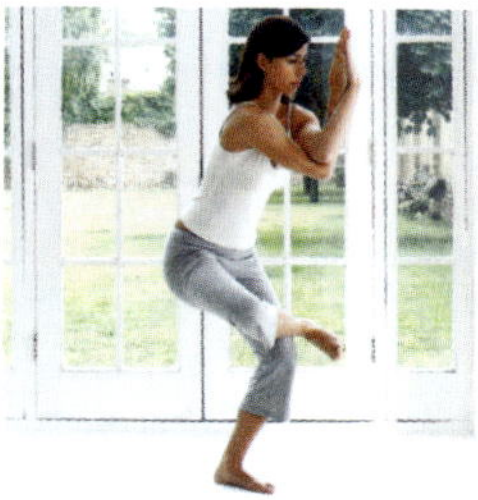

4 Vous pouvez accroître l'étirement de l'épaule en levant les coudes bien au-dessus de la poitrine. Intensifiez le mouvement en essayant de redresser les coudes, toujours entrelacés. Après sept cycles respiratoires, relâchez les jambes et les bras, ancrez de nouveau les pieds. Prenez deux respirations avant de pratiquer la posture sur l'autre côté.

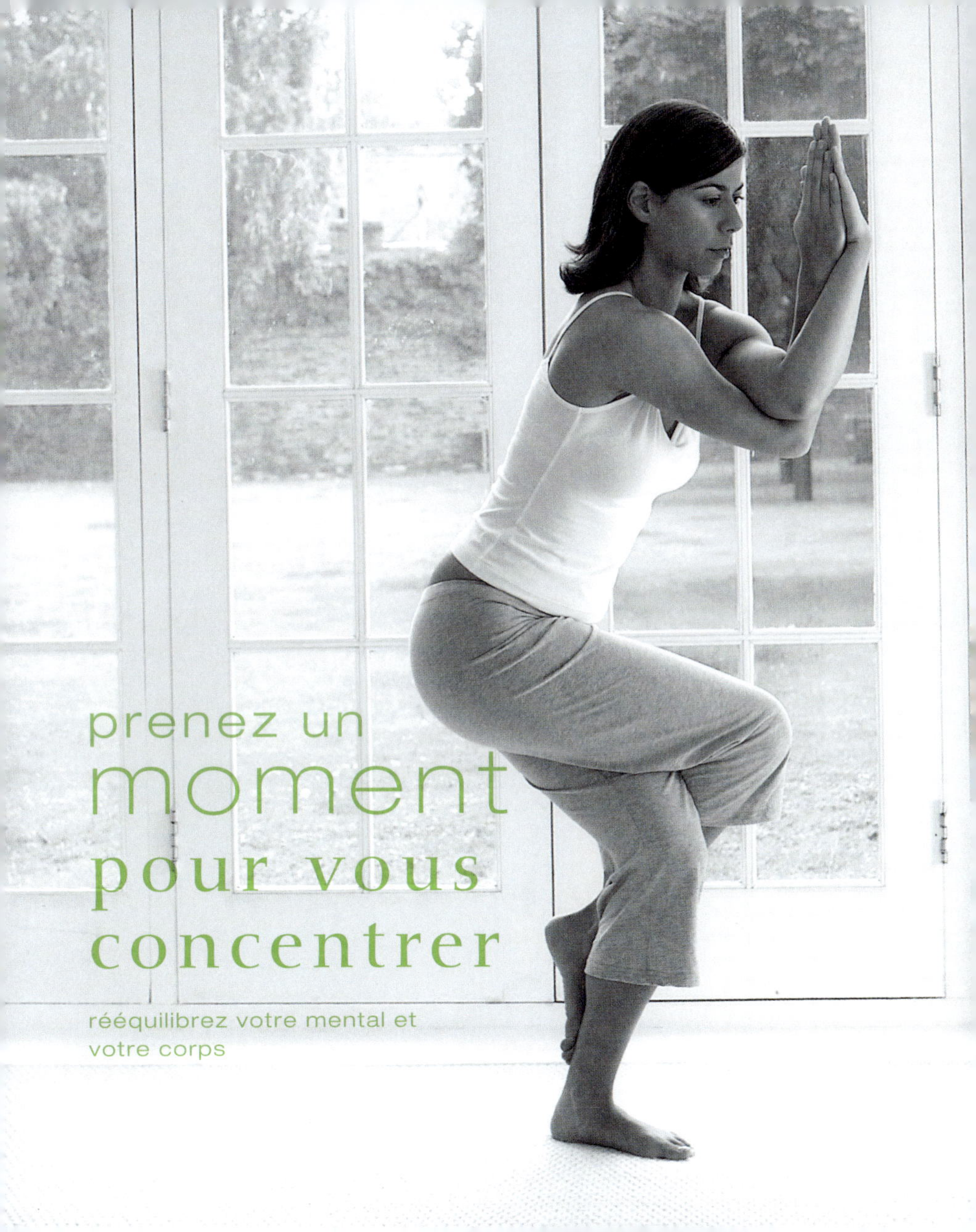

prenez un moment pour vous concentrer

rééquilibrez votre mental et votre corps

séquence du week-end
en vous revigorant

animez votre moment de détente par des mouvements fluides

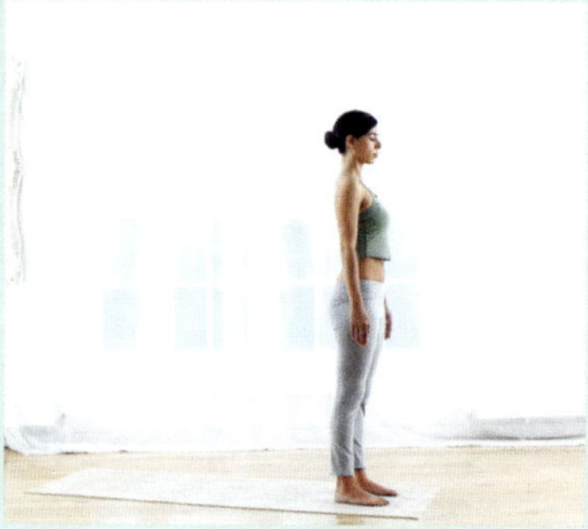

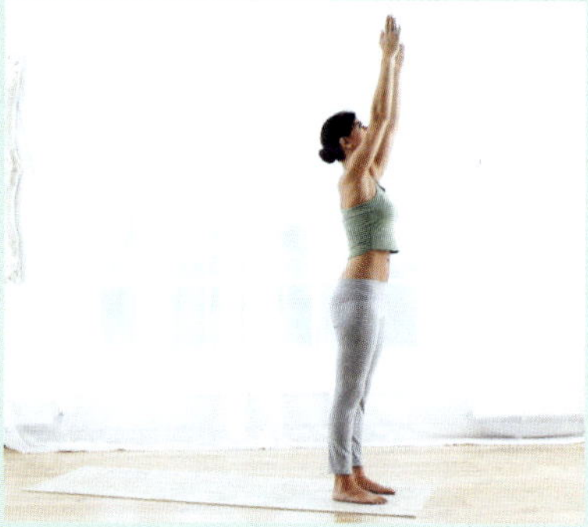

1 Ancrez-vous dans une solide position debout, pieds écartés de la largeur des hanches, leurs bords externes parallèles, orteils pointés en avant. Imaginez que la colonne vertébrale s'étire sans effort. La poitrine semble flotter. Relaxez totalement les épaules pour que les bras pendent sur les côtés.

2 Inspirez, tendez les bras sur les côtés et ramenez-les au-dessus de la tête. En regardant vers le haut, élevez la poitrine pour que la partie supérieure de votre colonne vertébrale se penche légèrement en arrière. Remontez les rotules et maintenez fermement la face avant des cuisses, pour que le bas de votre dos garde son allongement.

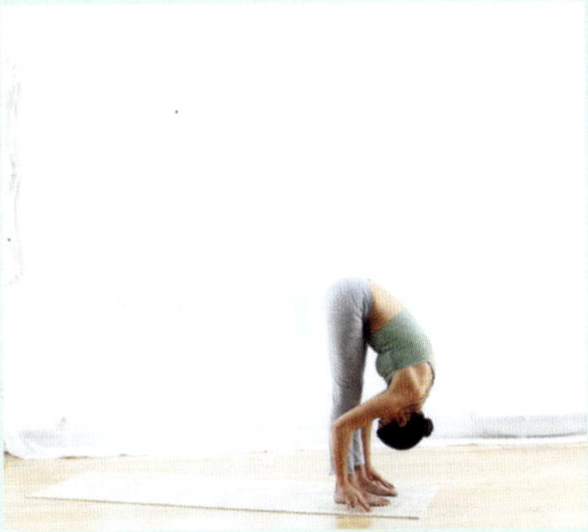

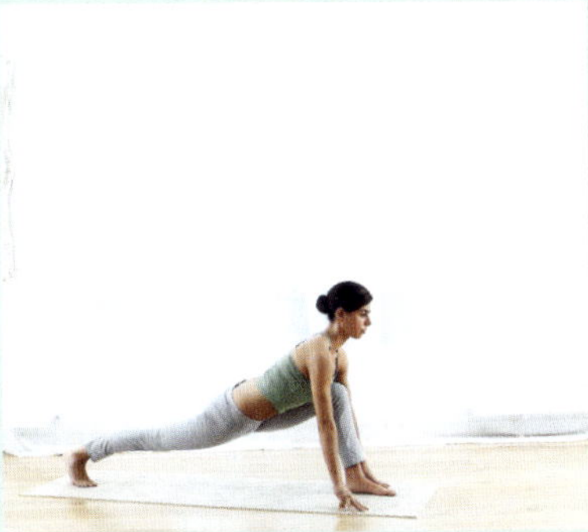

3 En pivotant depuis les hanches, expirez et laissez flotter votre torse en avant. Lors de ce mouvement descendant, le torse reste long, s'étirant depuis la poitrine plutôt que de la taille. Placez le bout de vos doigts sur le plancher, si nécessaire en fléchissant les genoux.

4 Inspirez et avancez le pied droit, de sorte que le genou gauche est au-dessus de la cheville gauche. Regardez en avant et éloignez les aisselles des hanches, pour percevoir l'allongement du dos. Gardez la jambe arrière forte en relevant le creux poplité droit et tendant la cheville droite loin de la hanche.

séquence
du week-end
(suite)

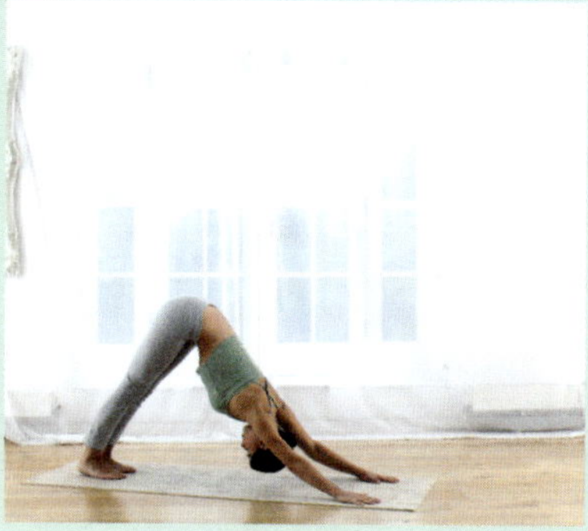

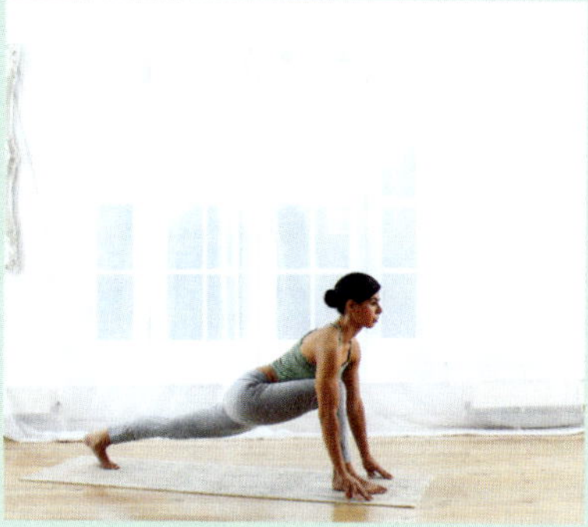

5 À partir de cette position de fente, expirez et reculez – votre corps forme un V inversé. Vos pieds sont écartés de la largeur des hanches, vos mains, de la largeur des épaules. Appuyez-vous sur les pouces et les index. Étirez les hanches vers le haut et vers l'arrière, puis tendez les jambes et, si vous le pouvez, ramenez les talons sur le plancher.

6 En inspirant, posez le pied droit entre vos mains. Si vous ne pouvez pas avancer ainsi le pied, passez votre bras droit sous votre genou et levez la jambe, en une fente aussi large que possible. Soutenez-vous sur le bout des doigts et en dilatant davantage le centre de votre poitrine, sentez-vous plus léger.

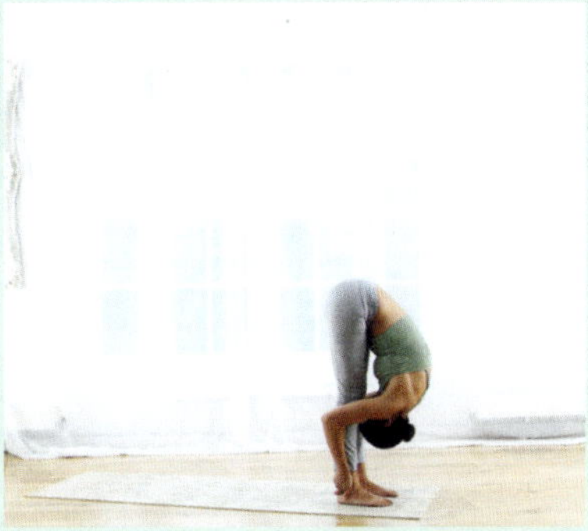

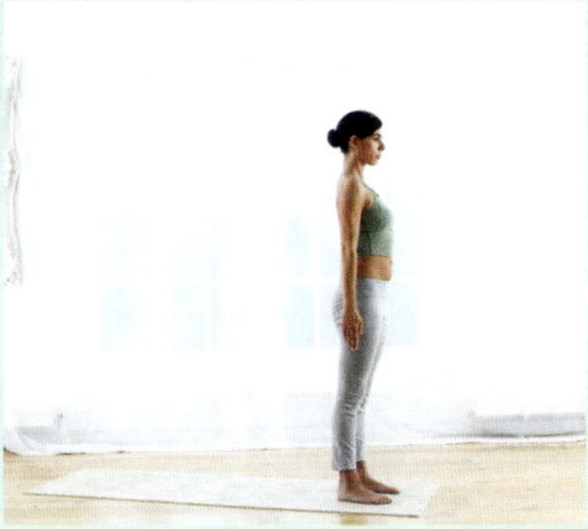

7 Expirez et avancez le pied gauche dans une flexion en avant, en pivotant le torse à partir des hanches. Initialement, les genoux peuvent être fléchis. Si vous êtes à l'aise avec les jambes tendues, intensifiez l'étirement en rentrant le menton et en agrippant vos chevilles pour vous pencher davantage.

8 Bandez vos abdominaux, et, sur une longue inspiration, fléchissez les genoux et tendez les bras latéralement pour revenir à la position debout. Expirez et abaissez les bras sur les côtés pour compléter la séquence. Pratiquez sur le côté gauche, puis répétez quatre fois l'ensemble de la séquence, en alternant les côtés.

avant une sortie
en retrouvant de l'éclat

ravivez-vous en vous étirant en arrière et en avant

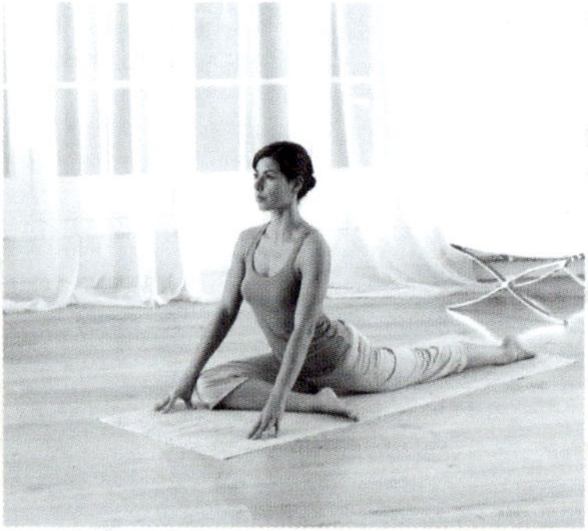

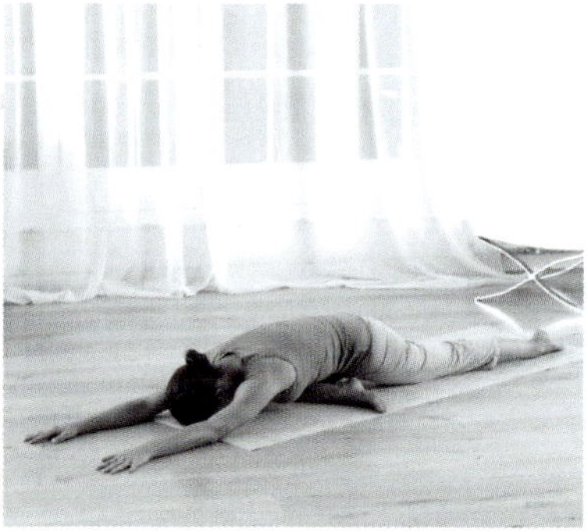

1 Partez d'une position à quatre pattes. Glissez le genou droit vers le poignet droit et éloignez le pied droit de la main gauche autant que possible —attention à ne pas imposer trop d'effort au genou. Placez le bout de vos doigts sur le plancher devant vous. Arquez la colonne vertébrale et regardez droit devant pendant quatre respirations lentes.

2 Faites avancer vos mains en vous abaissant pour poser les coudes sur le plancher. Tendez les bras en avant pour reposer votre front entre eux. Avancez la hanche gauche pour que les deux soient au même niveau. Si possible, avancez davantage le pied droit et faites osciller légèrement les hanches vers la gauche. Maintenez pendant cinq respirations.

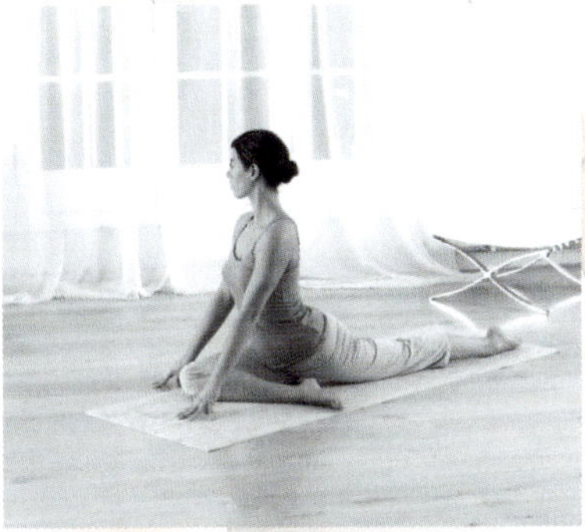

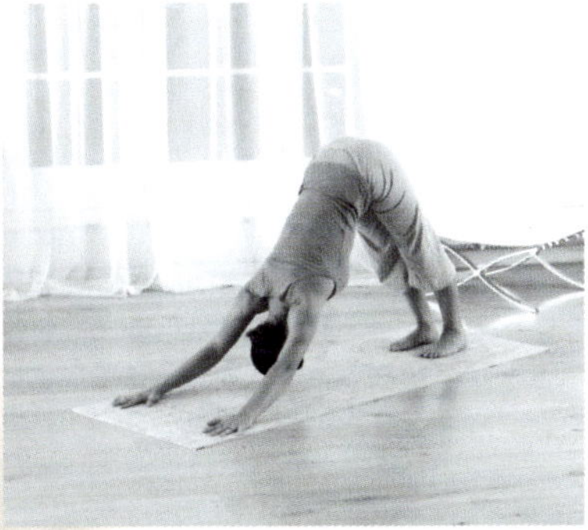

3 Redressez le torse. Placez une main sur le plancher de part et d'autre du genou droit. Utilisez vos bras pour lever votre corps dans une longue torsion forte. Maintenez la colonne vertébrale aussi verticale que possible, sans comprimer le bas de votre dos. Activez les muscles abdominaux pour les déplacer vers la droite. Maintenez pendant quatre respirations.

4 Ramenez les mains au centre, écartées de la largeur des épaules. Reculez doucement pour former un V inversé. Une fois là, allégez la tension des genoux en bougeant les jambes – en fléchissant un genou et en appuyant le talon opposé sur le plancher, en alternance. Maintenez pendant cinq respirations. Ramenez le genou gauche et pratiquez sur l'autre côté.

étirement dominical en vous apaisant

libérez votre corps pendant le week-end

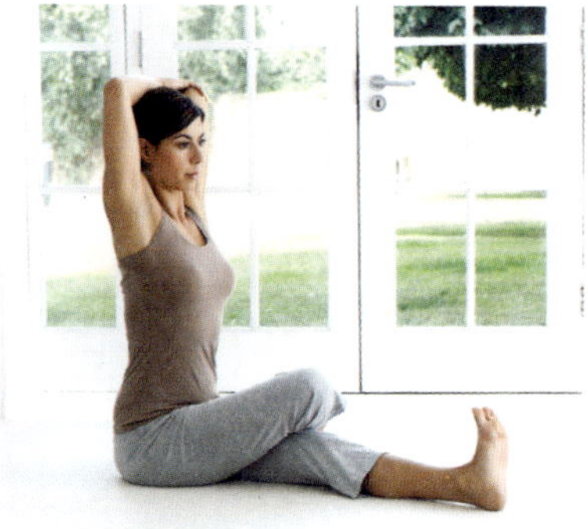

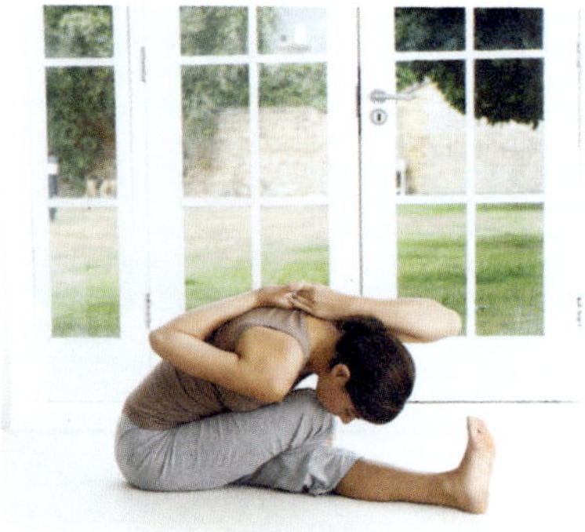

1 Asseyez-vous, jambes tendues devant vous. Levez le pied droit au-dessus de la cuisse gauche. Les orteils du pied droit pointent sur le côté. Placez les genoux l'un sur l'autre. Levez le bras gauche au-dessus de la tête, pouce dirigé vers le bas. Pliez le coude pour amener la main gauche vers les omoplates. Appuyez doucement le coude gauche de la main droite.

2 Tendez le bras droit derrière vous, pouce vers le bas. Pliez le coude pour ramener la main derrière votre dos. Joignez les mains ou une ceinture qu'elles tiennent. Roulez l'épaule droite en arrière et portez le coude vers la ligne de milieu du corps. Si vous êtes à l'aise, inclinez le haut du corps en avant. Maintenez pendant quatre respirations.

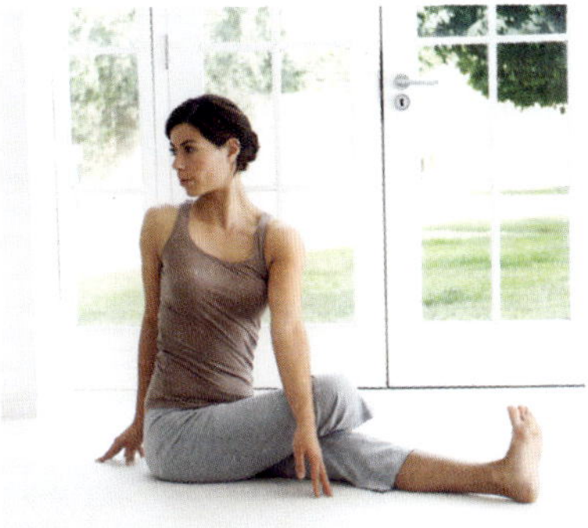

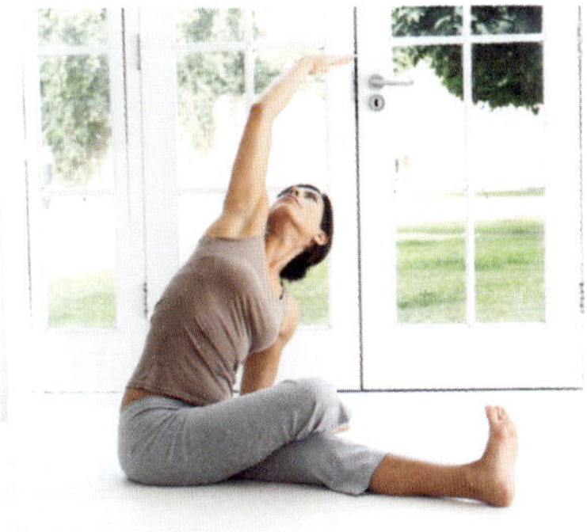

3 Relâchez doucement les bras et asseyez-vous. En gardant la poitrine vers l'avant, glissez le bras gauche par-dessus la cuisse droite. Placez la main droite sur le plancher derrière vous. Inspirez et sentez-vous devenir plus élancé. En expirant, retournez-vous depuis le bas du ventre vers la droite, en gardant la poitrine ouverte. Maintenez pendant quatre respirations, puis revenez au centre.

4 Posez la main gauche sur le plancher derrière votre hanche. Tendez le bras droit dans les airs, pouce vers le bas. Inspirez et levez bien haut, puis expirez et penchez-vous vers la gauche afin d'étirer le côté gauche du torse depuis la hanche jusqu'au bout des doigts. Maintenez pendant quatre respirations, puis inspirez au centre, changez de jambe et répétez l'exercice sur l'autre côté.

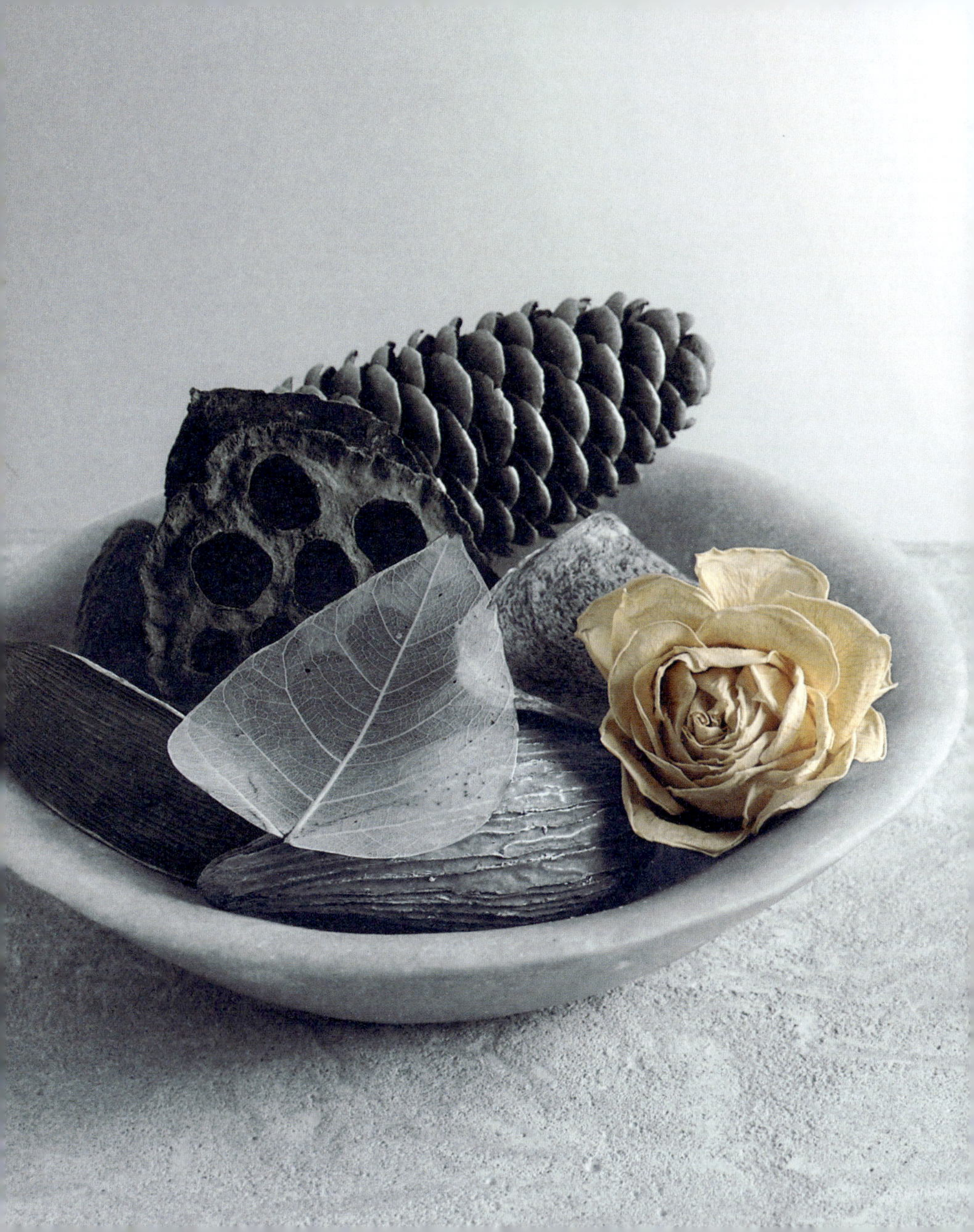

partout

Créez un espace où vous relaxer quand vous vous sentez tendu. Soyez intrépide – après tout, si vous attendez les conditions parfaites, vous ne commencerez peut-être jamais! Pratiquez ces séquences pour faire venir dans votre vie l'énergie, l'équilibre et la relaxation, que vous soyez à la maison, au travail ou même en voyage.

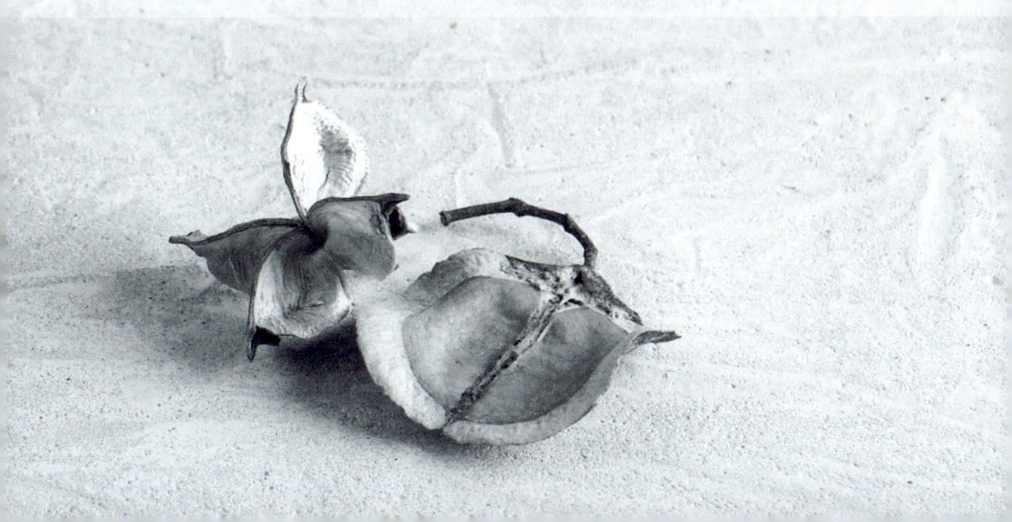

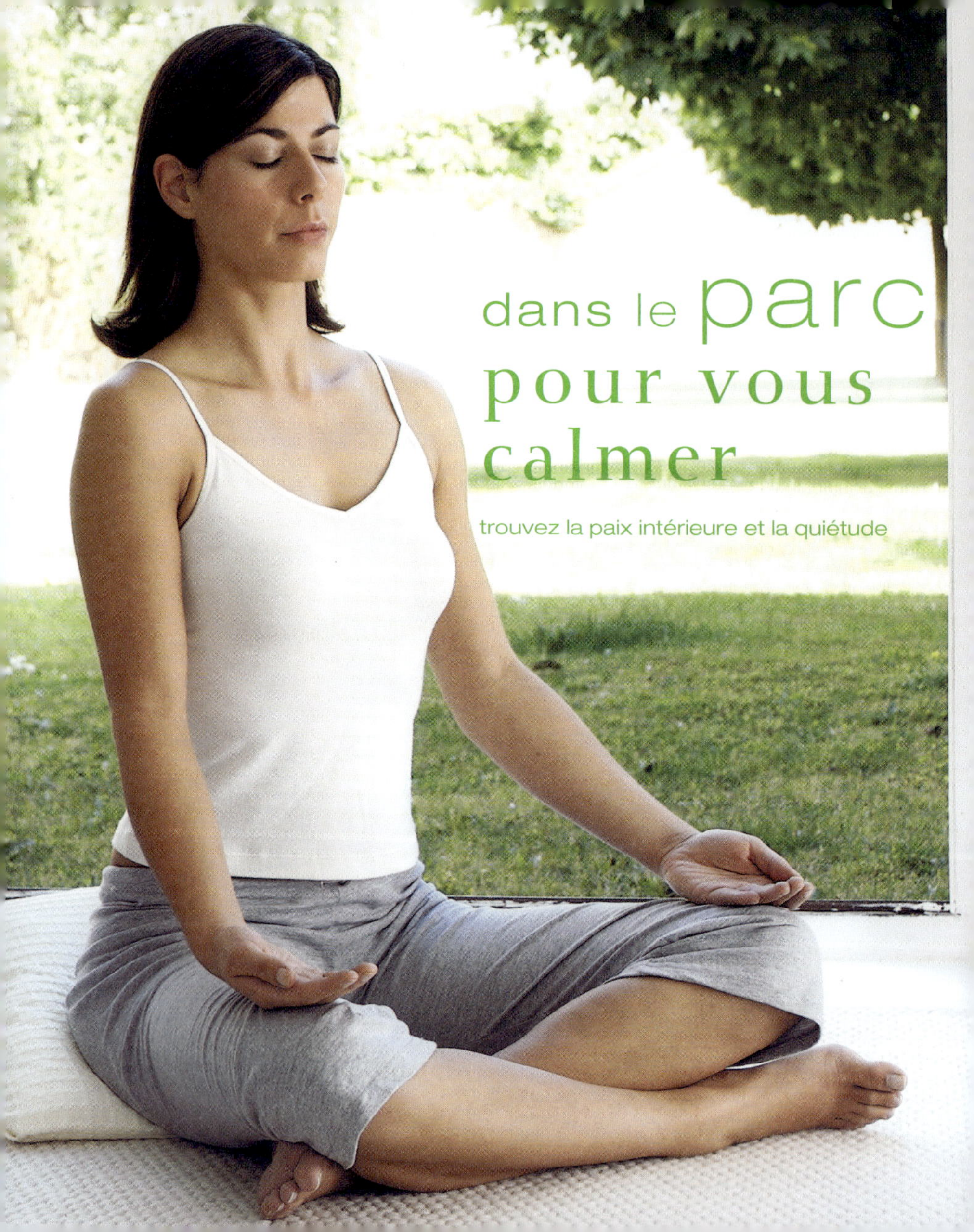

dans le parc pour vous calmer

trouvez la paix intérieure et la quiétude

1 (*à gauche*) Choisissez une position confortable dans un lieu tranquille au grand air. Si vous êtes assis sur un banc, tenez-vous bien droit, pieds écartés de la largeur des hanches. Si vous êtes assis en tailleur sur le sol, préférez une pente douce ou utilisez un coussin pour lever les hanches plus haut que les genoux. Posez les mains tournées face vers le haut sur les genoux.

2 Fermez les yeux et engagez-vous mentalement à ne pas bouger votre corps avant d'avoir fini cet exercice. Comptez vos respirations à l'envers, en partant de 30. Chaque inspiration compte pour un point, de même que chaque expiration (30 inspirez, 29 expirez, 28 inspirez, 27 expirez, etc., jusqu'à 15).

3 Lorsque vous êtes arrivé à 15, continuez jusqu'à zéro en comptant uniquement les expirations et en faisant une pause sur les inspirations. Ce ralentissement calmera le mental agité.

4 Arrivé à zéro, arrêtez et continuez à observer attentivement votre respiration, comme si vous poursuiviez le comptage. Vous constaterez que la tendance naturelle du mental à errer s'est apaisée, car celui-ci est totalement concentré sur la respiration. Restez assis à méditer pendant les deux minutes suivantes, ou davantage si vous le voulez.

1 Allongez-vous confortablement sur le dos, jambes écartées, mains éloignées d'environ 15 cm du corps, paumes tournées vers le haut. Fermez les yeux et restez tranquille. Commencez ensuite à faire passer votre prise de conscience autour de l'ensemble du corps., en partant du pouce droit et en passant tour à tour par chaque doigt.

2 Faites remonter votre prise de conscience par le bras vers l'épaule, puis vers le côté droit de la poitrine, l'abdomen, la hanche, la fesse, la jambe et le pied droits, chacun des orteils, puis le côté droit du dos. Devenez ensuite conscient du côté droit du cou, du cuir chevelu et du visage, percevant tour à tous chacun de vos traits.

3 Lorsque vous avez achevé l'exercice sur votre côté droit, prenez un moment pour observer toute différence entre les parties droite et gauche du corps. Vous constaterez que votre côté droit semble plus chaud, plus plat, plus long ou juste plus détendu que le gauche.

4 En partant du pouce gauche, passez votre prise de conscience autour du côté gauche du corps pendant quelques minutes. Pour finir, soyez conscient de l'ensemble de votre corps en même temps. Vous sentant complet et entier, reposez-vous paisiblement aussi longtemps que vous le désirez.

sur votre canapé pour vous concentrer

utilisez la prise de conscience pour relaxer le mental et le corps

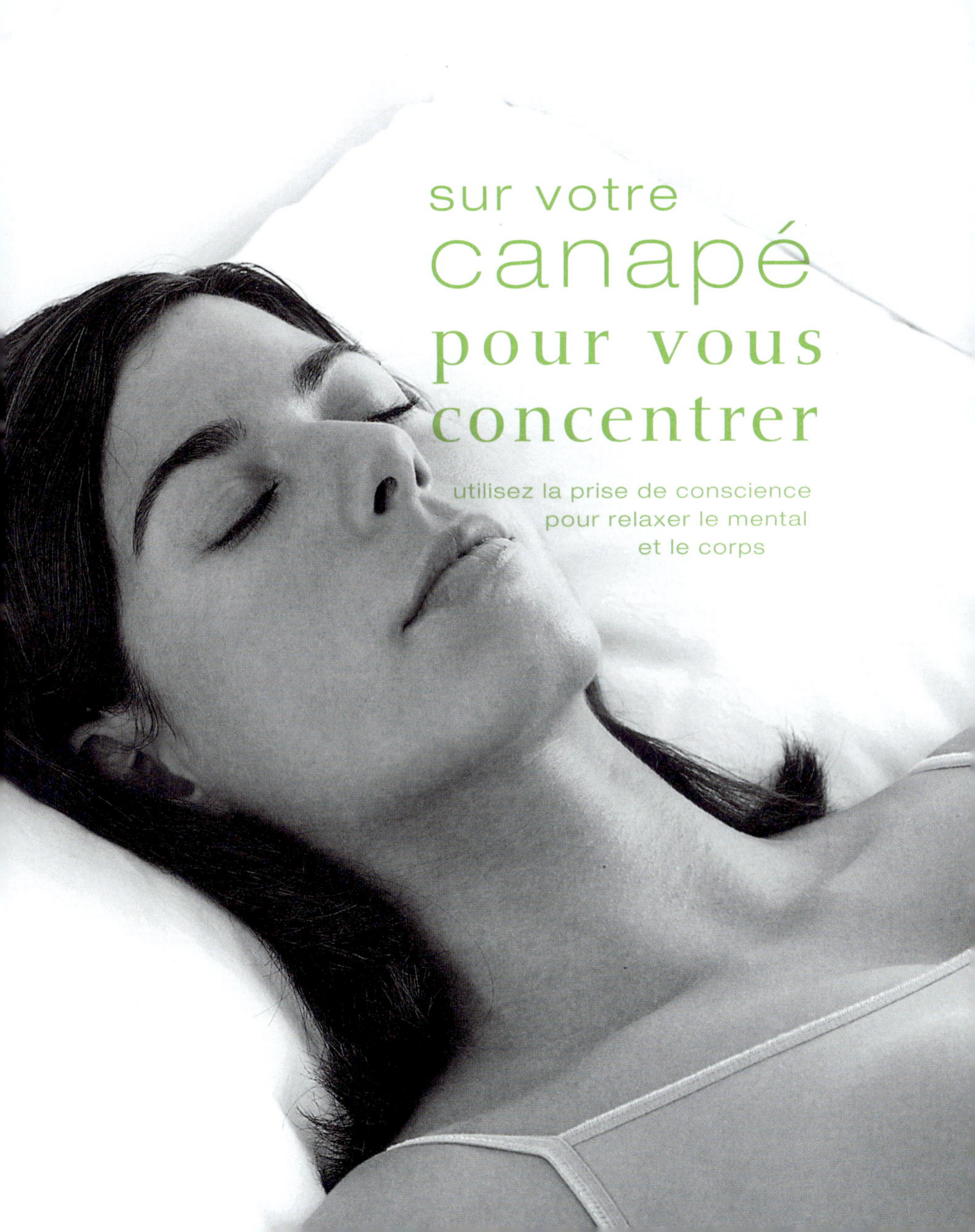

au lit pour vous relaxer

respirez sur un rythme
régulier et apaisant

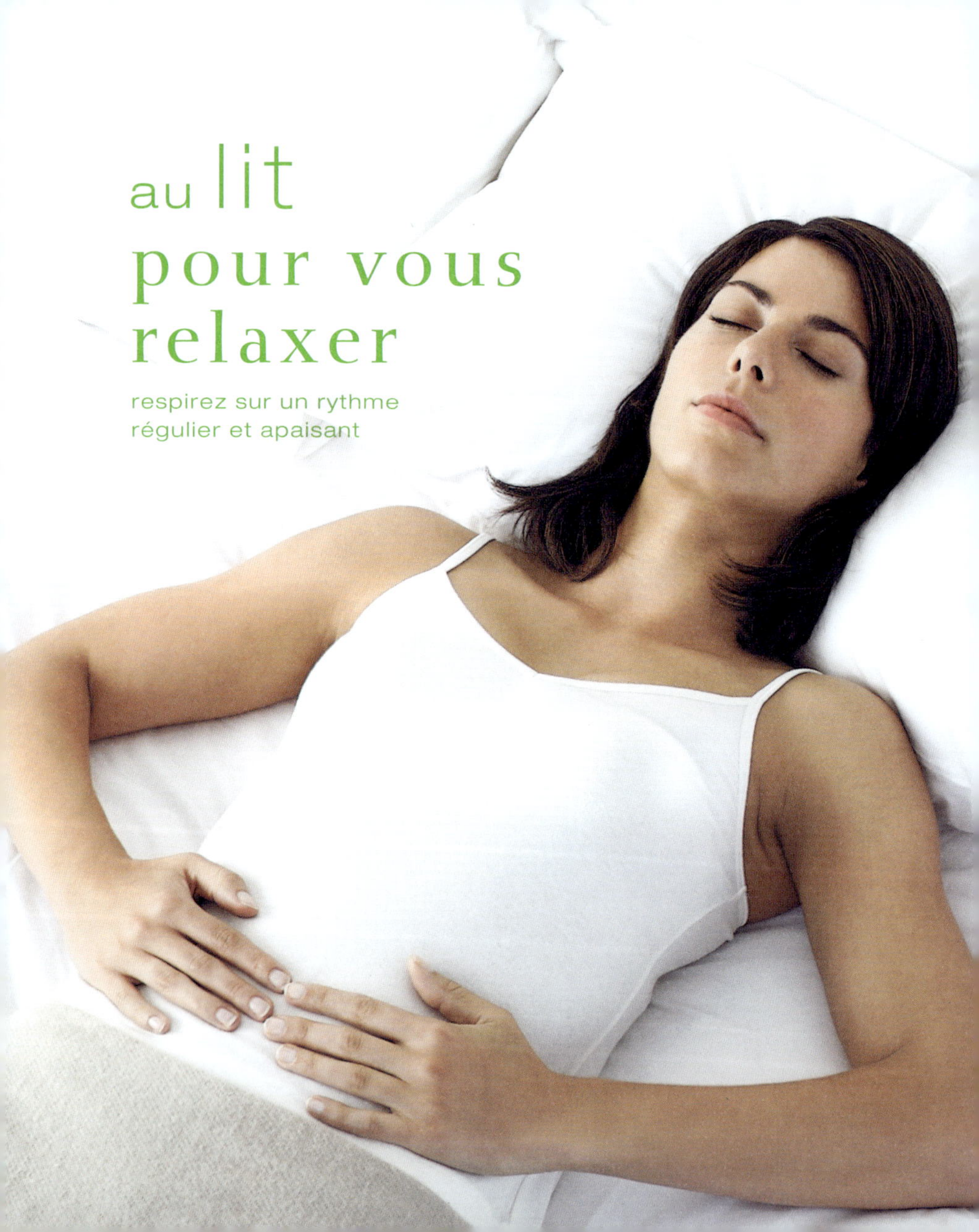

1 (*à gauche*) Allongez-vous sur le dos, jambes écartées de 30 à 60 cm, pieds affalés sur les côtés. Votre tête doit être centrée. Placez les mains sur votre abdomen, ce qui vous aidera à vous concentrer sur votre respiration. Vos coudes sont largement écartés, vos épaules, détendues.

2 Fermez les yeux et devenez conscient de votre respiration. Selon le *Hatha Yoga Pradipika*, texte yogique ancien, la respiration régulière favorise la stabilité du mental. La régularité et la stabilité de la respiration aident à naviguer sur les mers agitées de la vie.

3 Comptez pendant que vous respirez. En inspirant, comptez jusqu'à quatre, et faites pareil en expirant. Après quelque dix cycles respiratoires, allongez l'inspiration et l'expiration jusqu'à cinq. De nouveau, après dix cycles respiratoires, et inspirez et expirez en comptant cette fois-ci jusqu'à six.

4 Continuez à augmenter le compte jusqu'à arriver à un maximum confortable. Certains peuvent arriver jusqu'à huit. Assurez-vous que votre respiration est vraiment gérable, car l'effort suscitera un plus de stress dans l'organisme. Lorsque vous êtes arrivé à votre maximum pendant dix cycles respiratoires, reposez-vous et appréciez les effets.

1 Tenez-vous debout bien droit, pieds écartés d'un peu plus que la largeur des hanches. Ancrez-vous à travers vos pieds plantés dans le sol. Pour remplir un vase, il faut d'abord le vider. Expirez et videz complètement vos poumons, pour faire de la place au plus grand volume d'air possible.

2 Tendez vos bras sur les côtés et faites-les monter en inspirant par le nez. Cette élévation des bras favorisera une inspiration plus complète. Appréciez la dilatation de vos côtes qui se soulèvent, à mesure que cette expansion permet à plus d'air de pénétrer dans vos poumons.

3 (*ci-contre*) Lorsque vos bras montent et vos poumons sont pleins d'air, retenez votre respiration un moment et profitez de toute votre taille. Fléchissez un peu les genoux et, en pivotant depuis les hanches et en faisant osciller les bras vers le bas et vers l'avant, penchez-vous en avant et soupirez énergiquement par la bouche.

4 Toujours penché en avant, genoux pliés, inspirez par le nez et redressez-vous en vous étirant de toute votre hauteur. Achevez trois cycles de plus, en soupirant aussi fort que vous le voulez. Sur l'expiration, visualisez l'élimination de quelque chose d'obsolète – vieille habitude, point de vue inutile, mental désordonné.

à la maison pour vous purifier

purifiez vos poumons et votre mental

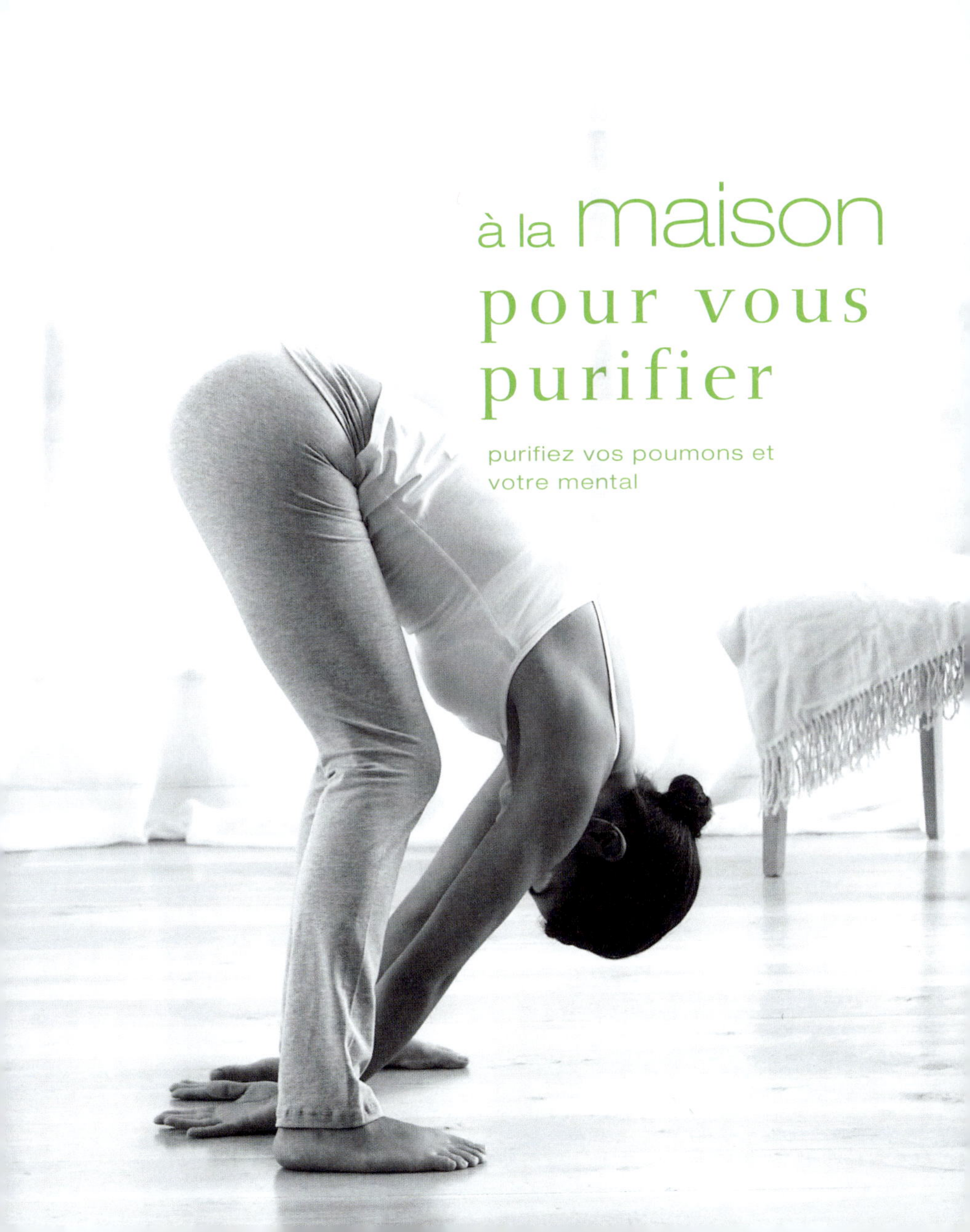

dans votre salon pour vous rétablir

régénérez l'énergie dès que vous êtes fatigué

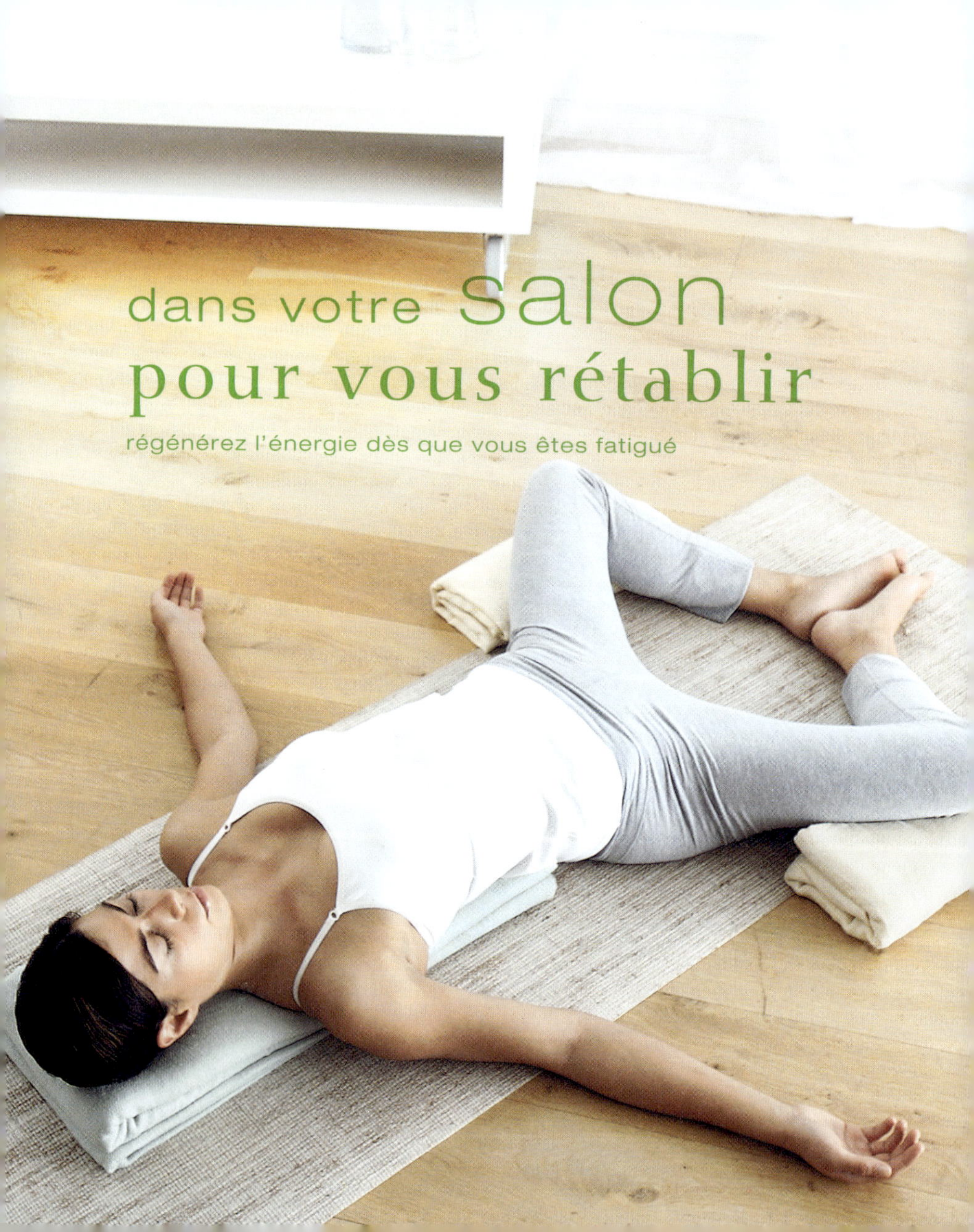

1 Trouvez un espace au centre du plancher. Placez là deux couvertures pliées superposées, larges de 15 cm et un peu plus longues que la colonne vertébrale. Asseyez-vous sur le plancher, dos tourné au bord étroit des couvertures. Joignez la plante des pieds de sorte que vos genoux tombent sur les côtés.

2 Utilisez les coussins du canapé ou plus de couvertures sous vos genoux et vos cuisses, pour les étirer en douceur, sans exagérer. Maintenez un moment cette posture reconstituante. Les sensations s'accroîtront normalement au fil du temps. Allongez lentement votre colonne vertébrale sur les couvertures empilées.

3 Vérifiez si un oreiller est nécessaire : votre tête doit être placée plus haut que votre cœur, alors que votre menton ne doit pas être plus haut que votre front, si nécessaire. Utilisez un oreiller de plus sous votre tête et votre cou.

4 (*ci-contre*) Tendez les bras sur les côtés, paumes tournées vers le haut, doigts légèrement repliés. Laissez vos avant-bras devenir lourds sur le plancher. Le corps se détend plus complètement dans l'obscurité : fermez les yeux. Reposez-vous en respirant à fond pendant cinq minutes.

dans votre cuisine pour vous libérer

animez tout votre corps et détendez les épaules raides

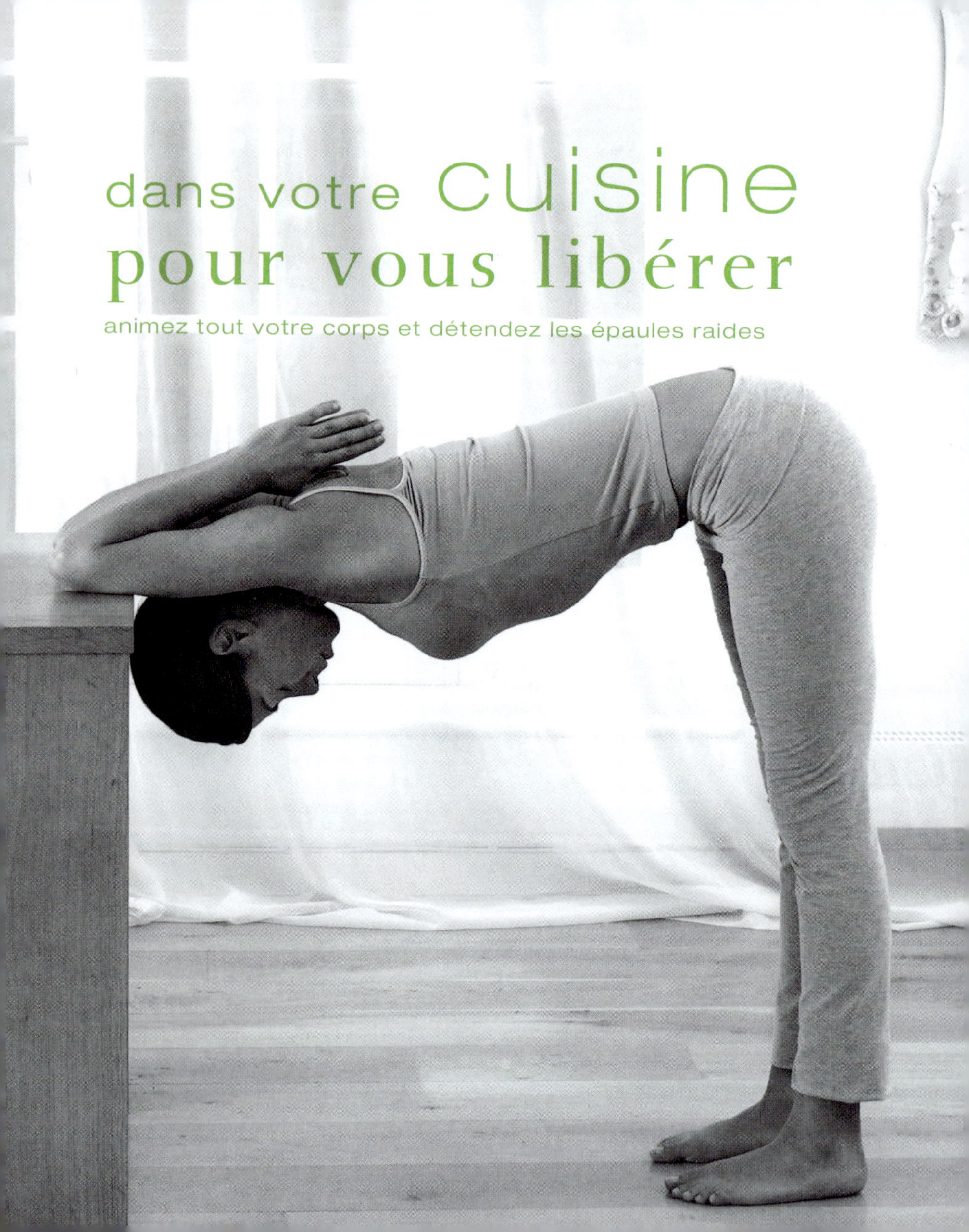

1 Placez vos paumes à plat sur la table, éloignées de la largeur des épaules, doigts écartés autant que possible. Faites reculer vos pieds pour que vos chevilles soient en dessous de vos hanches. La colonne vertébrale est longue et plate, comme le dessus d'une table. Le corps forme un L.

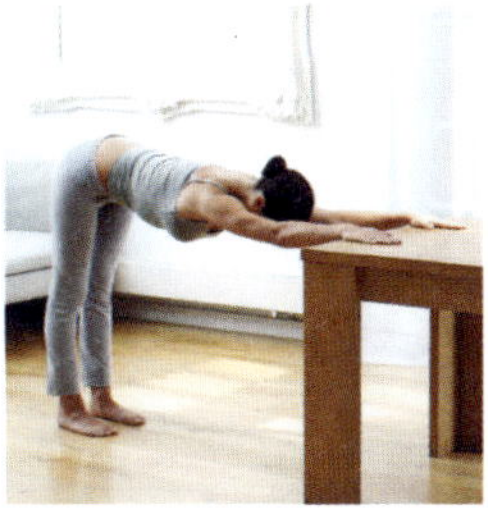

2 Travaillez sur l'alignement des épaules, qui roulent vers l'extérieur pour que les bords externes des aisselles se rapprochent sur le torse. Pour étirer davantage la face postérieure des jambes, inclinez plus le bassin en avant en faisant remonter les fesses, les éloignant ainsi des talons. Maintenez pendant dix cycles respiratoires longs, puis redressez-vous et reposez-vous.

3 Positionnez les coudes sur le bord de la table, écartés de la largeur des épaules ou plus. Joignez les paumes dans la posture de la prière, doigts dirigés vers le ciel. Faites reculer vos pieds comme précédemment. Augmentez la détente des épaules en laissant la partie frontale des côtes descendre vers le plancher.

4 (*à gauche*) En appuyant vos paumes l'une contre l'autre, pliez les bras en arrière pour poser les pouces sur le haut de votre dos. Si les épaules sont souples, le bout de vos doigts pointera vers votre coccyx. De par ce mouvement, vous rencontrerez une zone plus dure. Maintenez ce point tendre pendant dix respirations longues, puis redressez-vous et souriez.

1

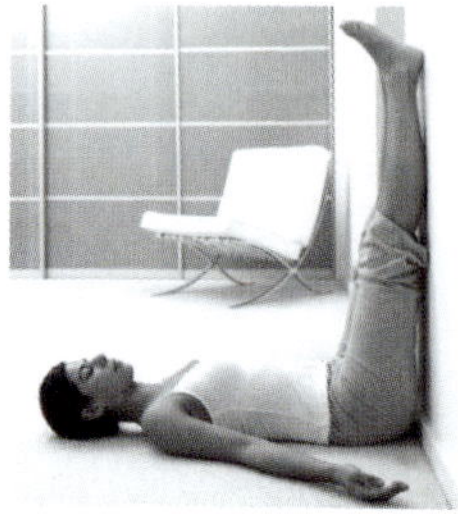

Asseyez-vous, l'épaule et la hanche droites près d'un mur. Penchez-vous en arrière sur les paumes, et éloignez les mains du mur, coudes fléchis. Pivotez sur les fesses pour monter vos jambes sur le mur, plante des pieds face au plafond. Penchez-vous en arrière jusqu'à reposer le corps sur le plancher.

2

Une fois allongé, levez doucement la tête pour vérifier que les jambes, le torse et la tête sont bien alignés. Si vous êtes souple, vos fesses peuvent être proches du mur. Cette posture agira très bien même si elles sont positionnées un peu plus loin.

3

Fermez les yeux. Reposez les bras sur vos côtés ou, si cela semble plus agréable, drapez-les autour de votre tête. Surveillez votre respiration à mesure qu'elle assume un rythme régulier. Reposez-vous ainsi cinq minutes, laissant votre corps s'enfoncer dans le plancher.

4

(*à droite*) Pour une inversion plus profonde, placez à 15 cm du mur deux couvertures pliées de sorte à arriver à une épaisseur de 15 cm. Remontez vos jambes sur le mur comme précédemment. Votre colonne vertébrale se courbera aisément. Placez le coccyx sur le bord des couvertures pour que l'abdomen soit aplati. Si vous avez l'impression de glisser, retirez une couverture. Positionnez vos bras sur les côtés ou au-dessus de votre tête.

dans une chambre d'hôtel pour vous revivifier

remettez-vous après une longue journée, ou quand vous avez besoin d'une pause

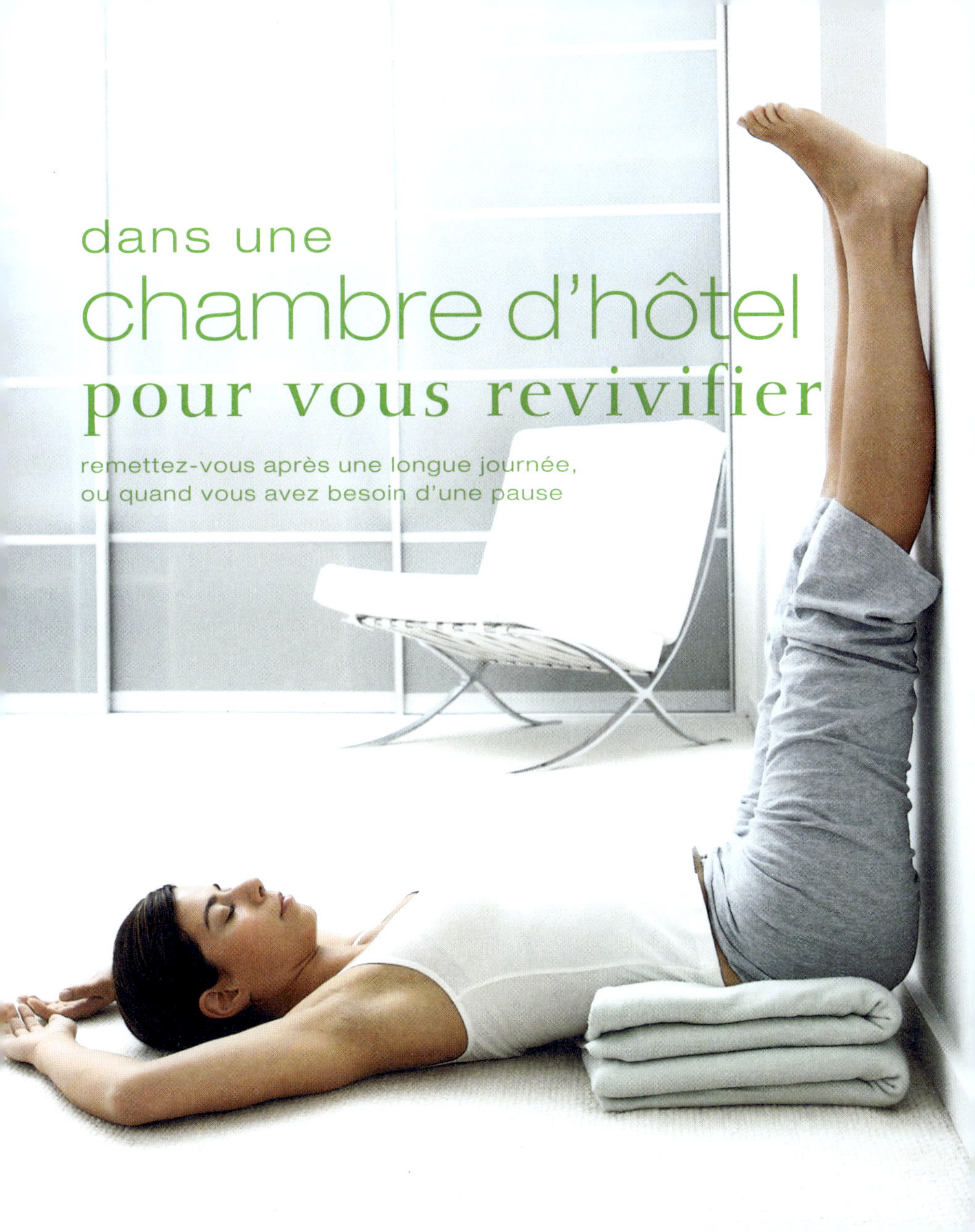

au travail
en vous centrant

éliminez la tension du cou lorsque vous travaillez

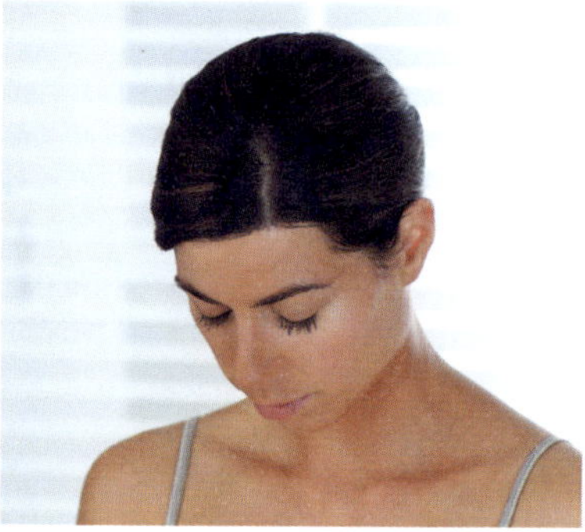

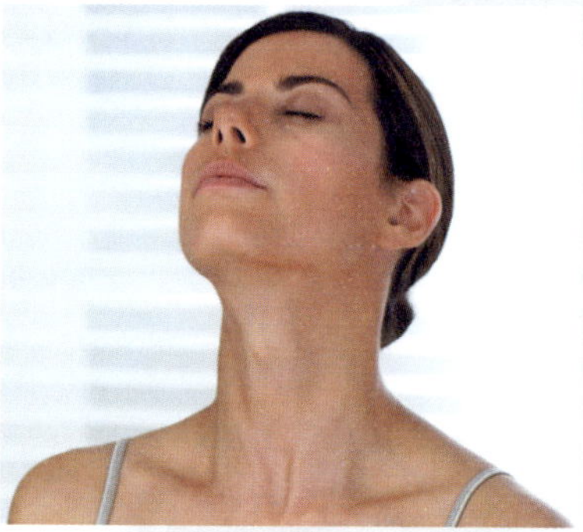

1 Choisissez une position assise confortable. Si vous êtes assis sur une chaise, ne vous appuyez pas contre son dossier. Si vous êtes assis en tailleur sur le plancher, utilisez des coussins pour élever les hanches plus haut que les genoux. Fermez les yeux pour éviter les distractions. En expirant et en comptant jusqu'à quatre, penchez le cou, laissant le visage tomber vers les genoux.

2 Faites une pause en comptant jusqu'à deux, poumons vides, puis inspirez en comptant jusqu'à quatre pour revenir au centre. Retenez votre respiration en comptant jusqu'à deux, puis expirez en comptant jusqu'à quatre, menton relevé (sans faire tomber la tête trop en arrière, pour ne pas gêner le cou ou la gorge). Faites une pause en comptant jusqu'à deux, puis inspirez et ramenez la tête au centre.

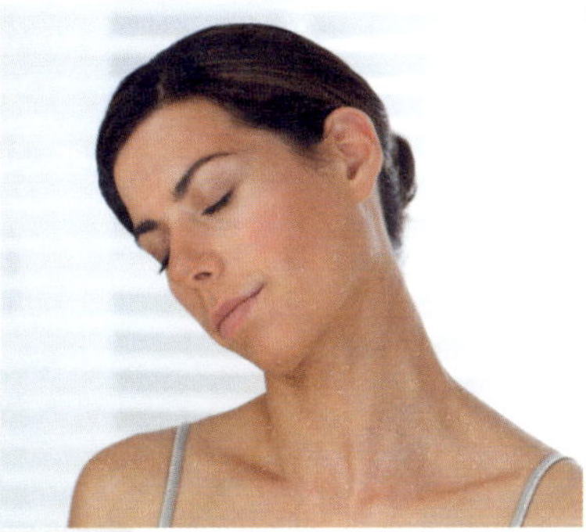

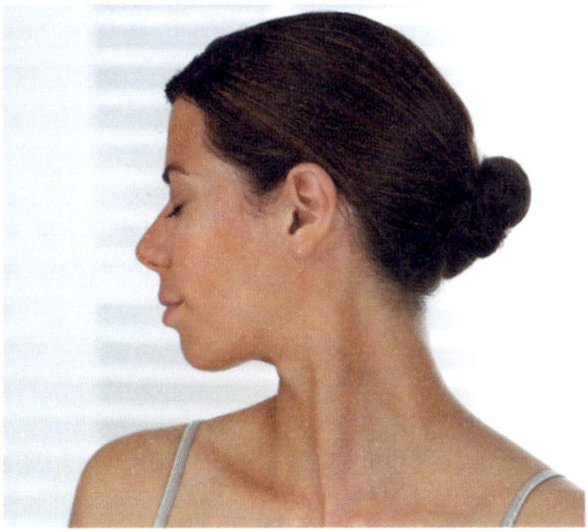

3 En travaillant sur ce rythme respiratoire 4:2:4:2, continuez ces mouvements pendant dix respirations. Puis expirez et tombez l'oreille droite vers l'épaule. Faites une pause, puis inspirez en ramenant la tête au centre. Retenez votre respiration et répétez le mouvement sur le côté gauche. Faites une pause, puis inspirez en remontant. Répétez pendant dix cycles respiratoires.

4 Expirez en tournant le cou et glissez le menton par-dessus l'épaule droite. Faites une pause. Inspirez pour vous centrer. Faites une pause. Expirez vers la gauche et continuez sur le même rythme de 4:2. Après dix cycles, ne comptez plus, asseyez-vous bien droit et appréciez la détente du cou et la sérénité du mental. Quand vous vous sentez prêt, ouvrez les yeux.

au bureau, en vous chargeant en énergie

revigorez-vous pendant une longue journée de travail

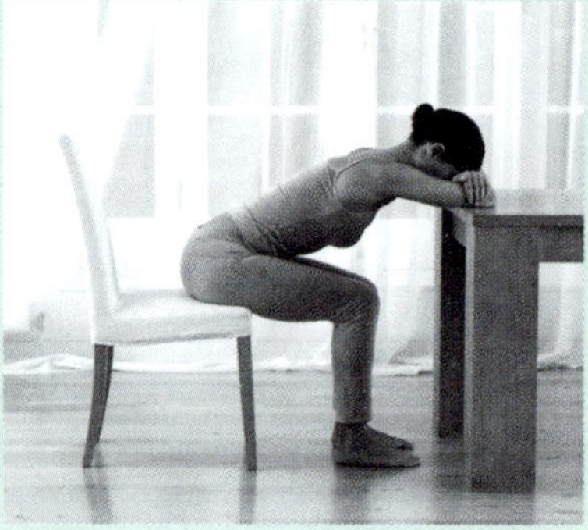

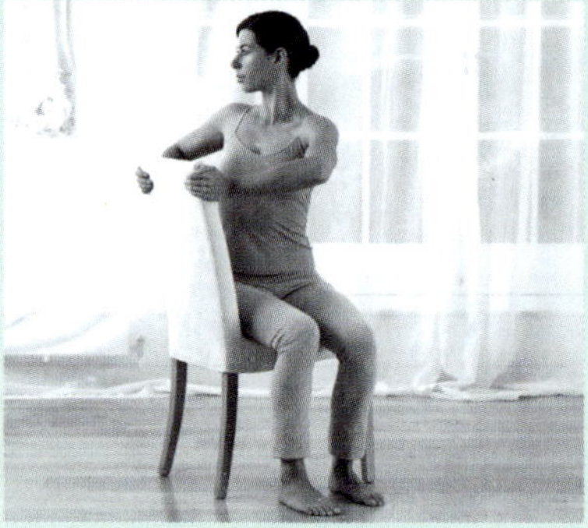

1 Assis, pieds et genoux écartés d'environ 60 cm, éloignez votre siège de 60 à 90 cm de votre bureau. Posez les avant-bras sur son bord, front reposant dessus. Utilisez vos muscles dorsaux pour faire descendre l'abdomen et la poitrine vers le plancher. Dos tourné au monde, pratiquez 15 cycles respiratoires complets.

2 Asseyez-vous en oblique sur votre chaise, pieds écartés de la largeur des hanches. Inspirez et laissez la colonne vertébrale s'allonger, puis expirez et tournez-vous pour attraper le dossier de la chaise de vos mains écartées. Redressez-vous plus sur chaque inspiration. Sur chaque expiration, accentuez davantage la torsion. Après huit respirations longues, changez de côté.

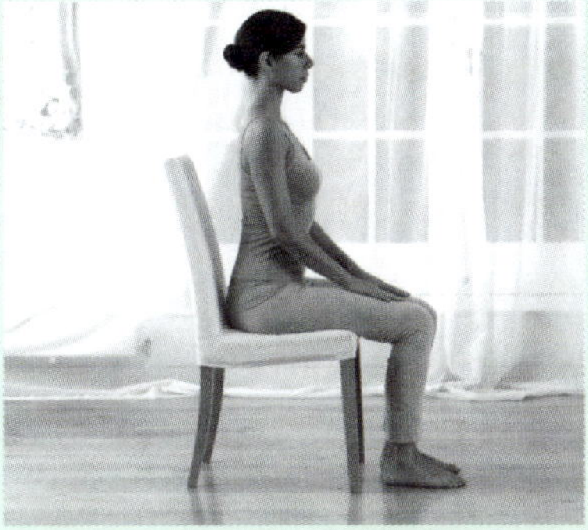

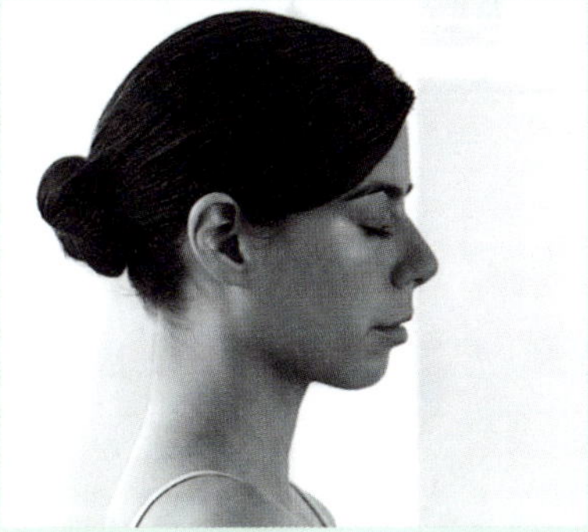

3 Asseyez-vous bien droit, de sorte à maintenir les courbures naturelles de la colonne vertébrale, au lieu de vous affaler contre le dossier de la chaise. Votre tête oscille aisément au sommet de la colonne. Posez les mains sur les cuisses de sorte que les coudes pendent détendus juste au-dessous des articulations humérales.

4 Fermez les yeux et soyez conscient de votre respiration. Notez la façon dont votre corps bouge dans un sens pour faire entrer l'air, dans l'autre, pour l'éliminer. Sur chaque inspiration, « sachez » que vous aspirez de l'air. Sur chaque expiration, « sachez » que vous le faites sortir. Maintenez pendant 20 respirations ou plus.

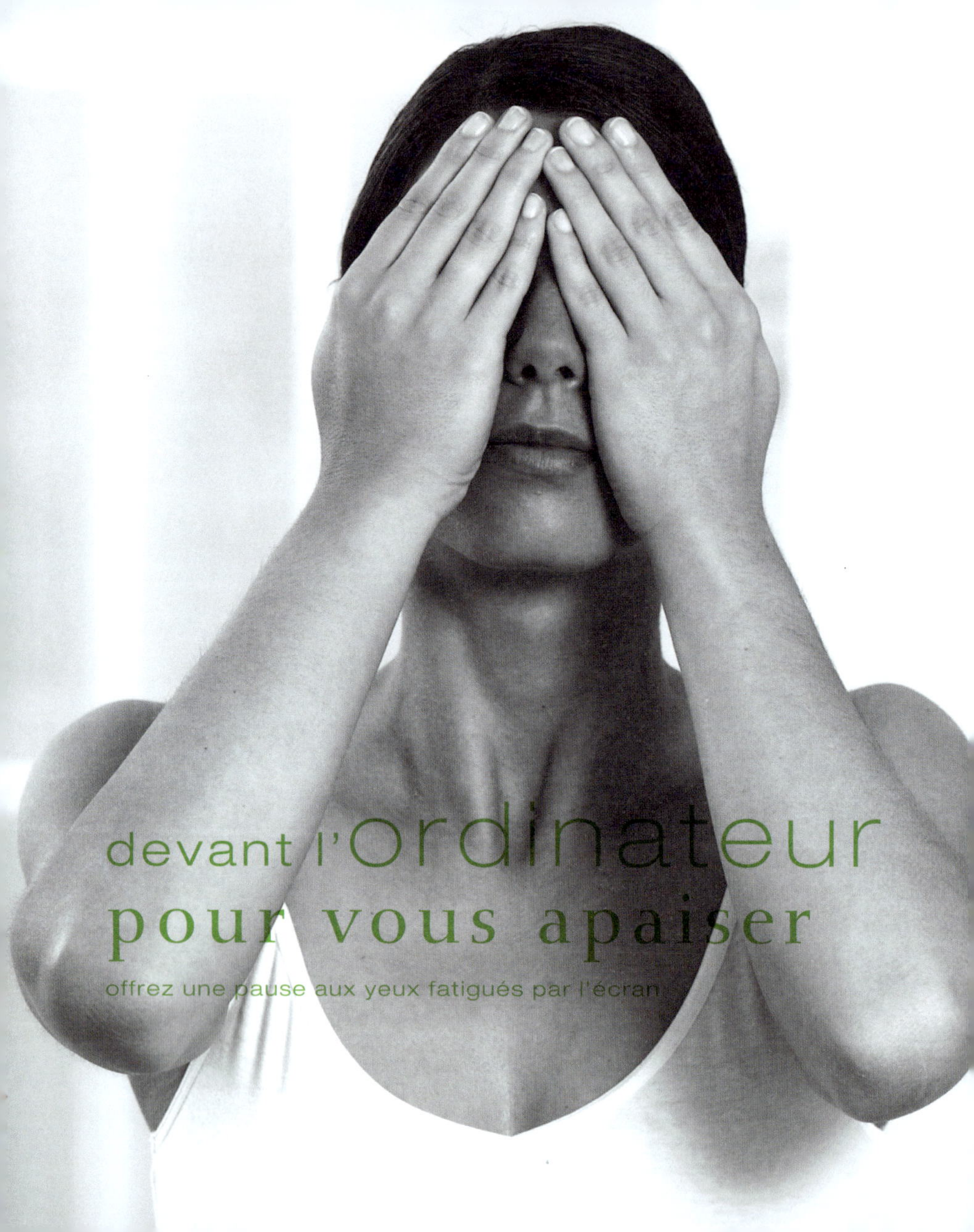

devant l'ordinateur pour vous apaiser

offrez une pause aux yeux fatigués par l'écran

1 Asseyez-vous confortablement en tailleur ou sur une chaise. Exercez les muscles contrôlant les globes oculaires. Bougez ceux-ci aussi loin que vous le pouvez vers la gauche, puis vers la droite. Répétez dix fois dans chaque direction, puis fermez les yeux et reposez-vous.

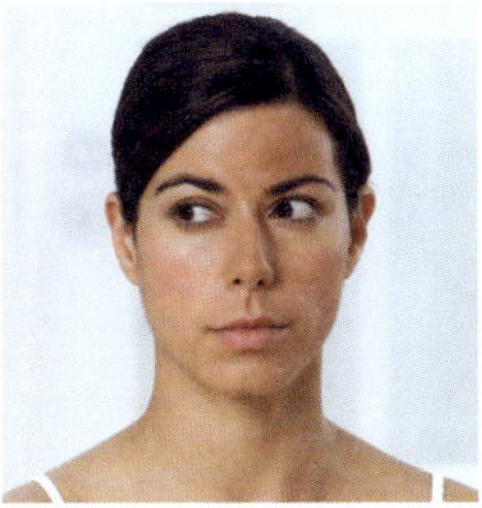

2 En gardant la tête centrée, levez le regard aussi haut que vous le pouvez. Descendez ensuite les yeux aussi bas que possible. Essayez de garder la tête immobile; isolez vos muscles oculaires pour qu'ils soient seuls à bouger. Répétez dix fois, puis fermez les yeux et reposez-vous.

3 Faites tourner les yeux en cercle. Roulez vos globes oculaires vers le haut, dans le sens des aiguilles d'une montre, lentement, dans de grands cercles. Après cinq cercles, fermez les yeux et reposez-vous. Répétez ensuite les cercles cinq fois dans le sens contraire.

4 (*à gauche*) Frottez-vous les paumes l'une contre l'autre pour créer autant de chaleur que vous le pouvez. Fermez les yeux et couvrez-les de vos paumes. Respirez profondément et appréciez l'obscurité chaude. Certains trouvent encore plus apaisante la légère pression de la paume sur leurs paupières. Maintenez pendant huit respirations, puis relâchez toute pression. Mettez les paumes en coupe sur les yeux, qui clignent au-dessous d'elles, puis faites-les descendre lentement.

1 (*ci-contre*) Asseyez-vous, yeux fermés. Respirez plusieurs fois. Commencez cette méditation en dirigeant la compassion vers vous-même. Répétez mentalement plusieurs fois « Puissé-je être heureux, à l'aise et en sécurité ». Si cela semble difficile, imaginez-vous en petit enfant ayant besoin d'amour et de protection. Envoyez de la gentillesse affectueuse à cet enfant intérieur.

2 Maintenant que vous vous êtes offert la gentillesse affectueuse, vous êtes prêt à l'envoyer aussi aux autres. Visualisez une personne aimée. En la gardant dans votre cœur, envoyez-lui cette affection. Laissez s'ouvrir votre cœur à mesure que vous répétez « Puissé-je être heureux, à l'aise et en sécurité ».

3 Pensez à une personne représentant un défi dans votre vie. Bien que vous aurez plus de mal à la tenir dans votre cœur, dirigez vers elle une gentillesse affectueuse. Souhaitez-lui du bien à mesure que vous développez votre compassion, en répétant plusieurs fois « Puisses-tu être heureuse, à l'aise et en sécurité ».

4 Envoyez de la gentillesse affectueuse à tous ceux qui vous entourent. Répétez: « Puissiez-vous tous être heureux, à l'aise et en sécurité. » Élargissez ce cercle de compassion à tous les êtres vivants: « Puissiez-vous être heureux, à l'aise et en sécurité ». Finalement, ramenez la prise de conscience à vous-même. Soyez conscient de ce sentiment d'élargissement. Clignez les yeux et continuez votre journée.

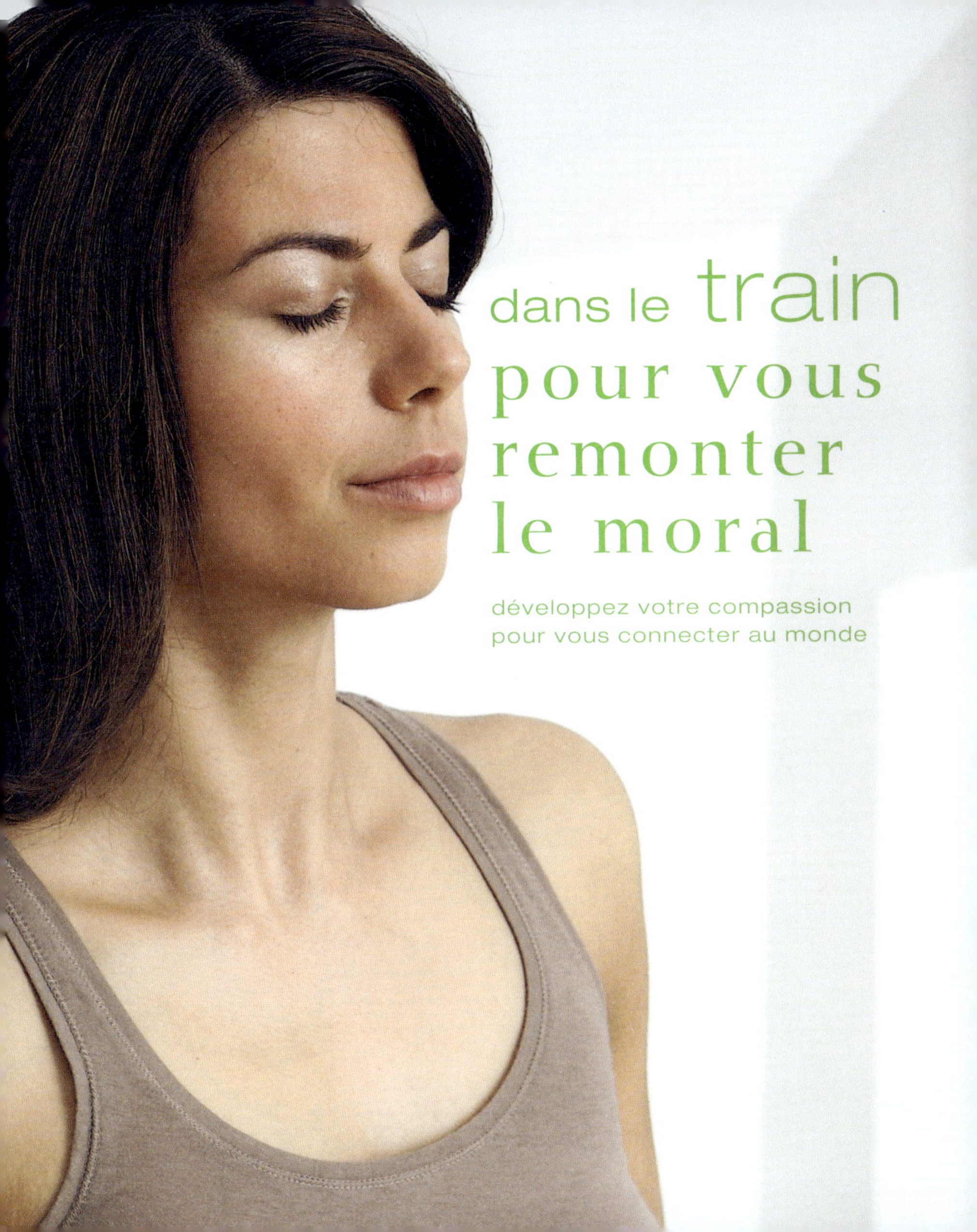

dans le train pour vous remonter le moral

développez votre compassion pour vous connecter au monde

en avion pour vous recharger en énergie

dynamisez-vous et
rétablissez-vous
pendant le vol

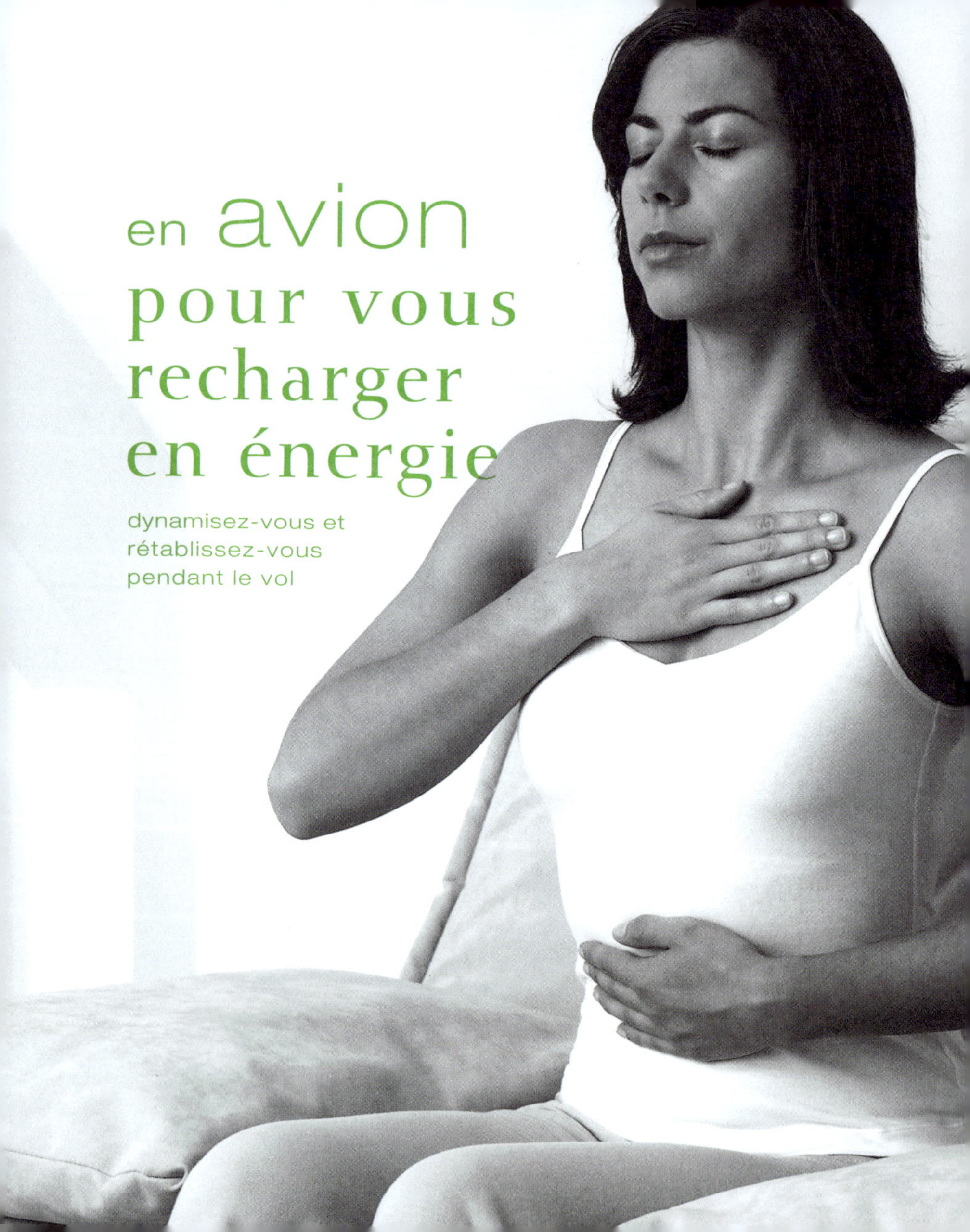

1 (*à gauche*) Asseyez-vous bien droit sur votre siège, car en vous inclinant en arrière les poumons seront quelque peu entravés. Placez la paume droite sur la poitrine et la paume gauche sur l'abdomen. Fermez les yeux. Cette pratique encourage la dilatation complète des poumons, extrêmement énergisante. Leur vidage lent est très apaisant.

2 Expirez pour commencer. Inspirez jusqu'à remplir un tiers des poumons. Faites une pause en comptant jusqu'à deux. Inspirez jusqu'à les remplir à deux tiers. Faites une pause en comptant jusqu'à deux. Inspirez de nouveau pour les remplir totalement. Retenez votre respiration en comptant jusqu'à deux.

3 Relâchez l'air dans une seule expiration lente et régulière. Prenez deux respirations normales pour vous remettre. Répétez deux fois de plus ces inspirations intensifiées. Notez le mouvement de l'abdomen et de la poitrine en réaction au remplissage lent et total des poumons.

4 Expirez normalement, inspirez lentement. Retenez la respiration en comptant jusqu'à deux, puis expirez pour vider un tiers des poumons. Faites une pause en comptant jusqu'à deux, puis expirez un autre tiers. Faites une pause, puis expirez pour les vider entièrement. Faites une pause en comptant jusqu'à deux. Prenez quelques respirations normales. Répétez les expirations deux fois de plus.

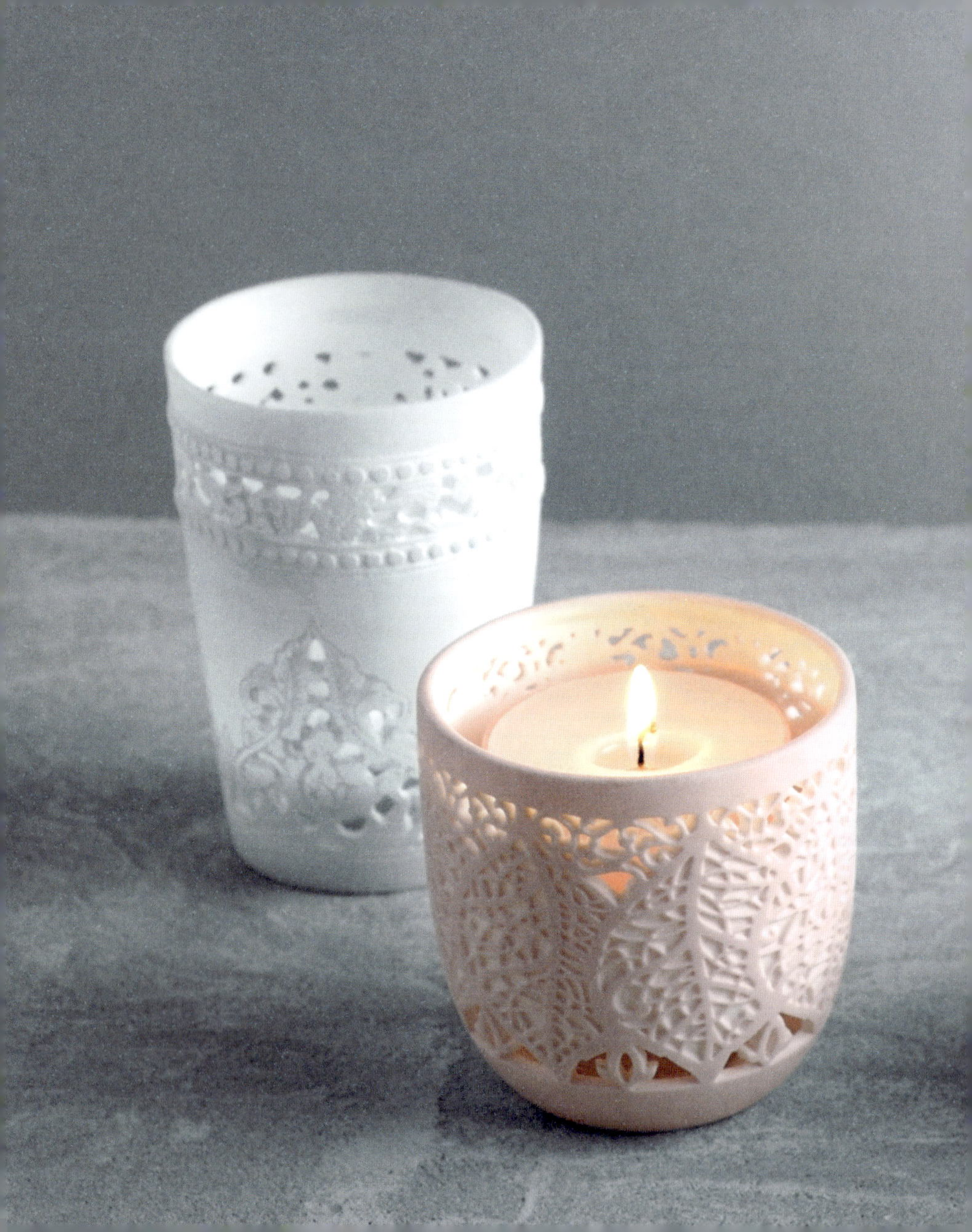

destructeurs de stress

Pour neutraliser la tension du mental ou du corps, pratiquez l'un des exercices suivants. Concentrez-vous sur les sensations de votre corps. Si vous arrivez à prendre vos distances avec les inquiétudes quotidiennes et à vous retirer en vous ne serait-ce qu'une minute, vous percevrez le changement de votre monde intérieur et réémergerez frais et concentré.

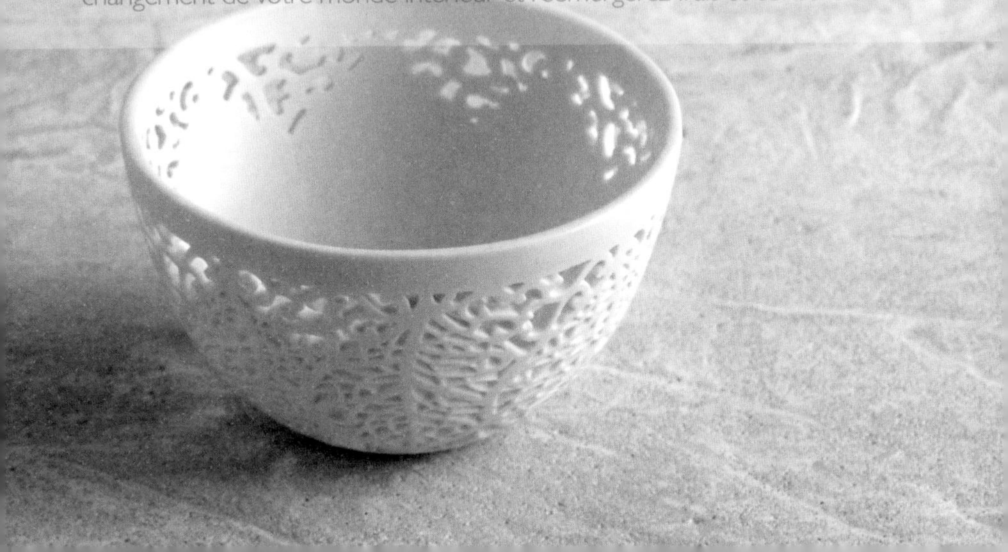

pallier la tension en vous libérant

assouplir et détendre les épaules tensionnées

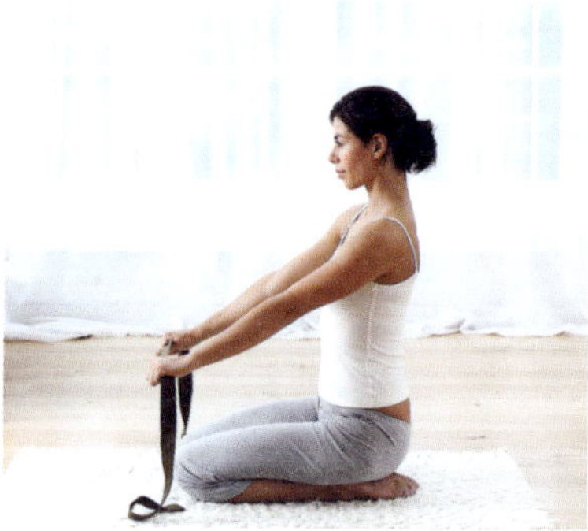

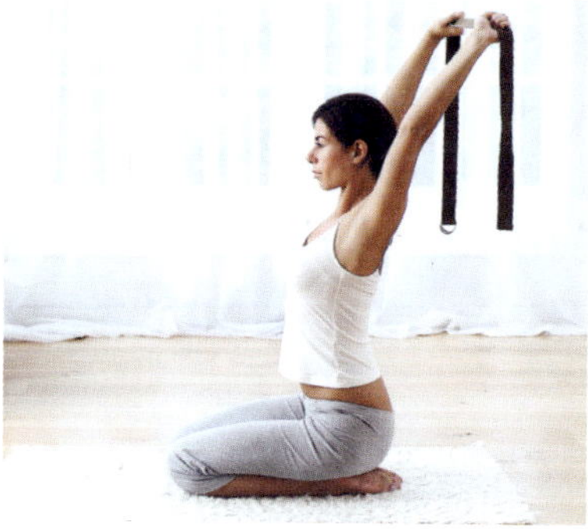

1 Asseyez-vous sur les talons ou en tailleur. Agrippez la ceinture posée devant vous de vos mains écartées d'environ 1 m. Inspirez et levez les mains au-dessus de la tête. Expirez et arquez les bras, les plaçant derrière vous.

2 Inspirez et levez vos mains une fois de plus, puis expirez en les ramenant devant vous. Continuez les mouvements vers le bas et vers l'avant pendant dix autres respirations. Accordez vos mouvements avec votre respiration. Si vous trouvez un point particulièrement tendu, maintenez vos bras là, inspirez et expirez plusieurs fois, pour permettre à l'assouplissement de prendre place.

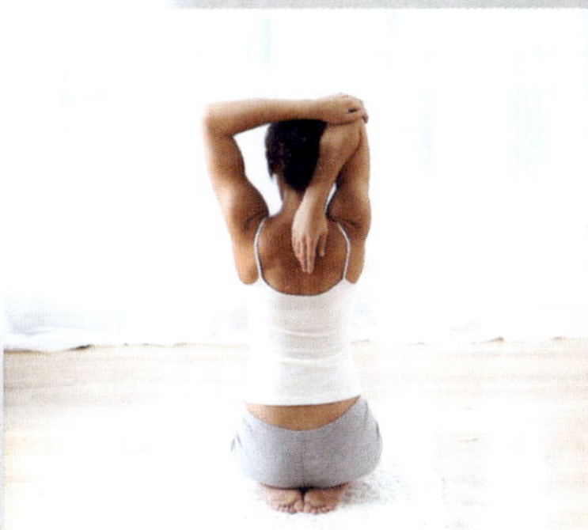

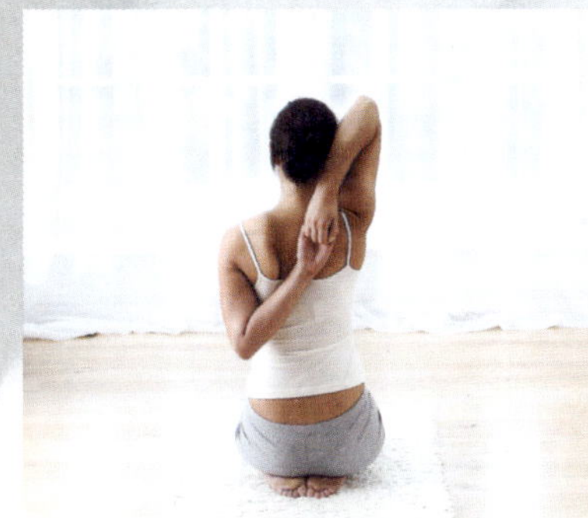

3 Mettez la ceinture de côté et tendez le bras droit au-dessus de la tête, pouce dirigé derrière vous. Pliez le coude droit pour que votre main droite descende dans le dos et attrapez-le de la main gauche. Passez le bras droit vers la ligne de centre de la nuque. Respirez.

4 En gardant le bras droit en place, tombez la main gauche sur le côté. En partant de l'articulation humérale, tournez le pouce gauche derrière vous. Pliez votre coude pour réunir les mains (si vous n'y arrivez pas, attrapez la ceinture entre vos mains). Maintenez pendant dix respirations, puis pratiquez sur l'autre côté. Relâchez et notez la relaxation de vos épaules.

apaiser le corps en vous relaxant

clarifiez votre mental comme par magie

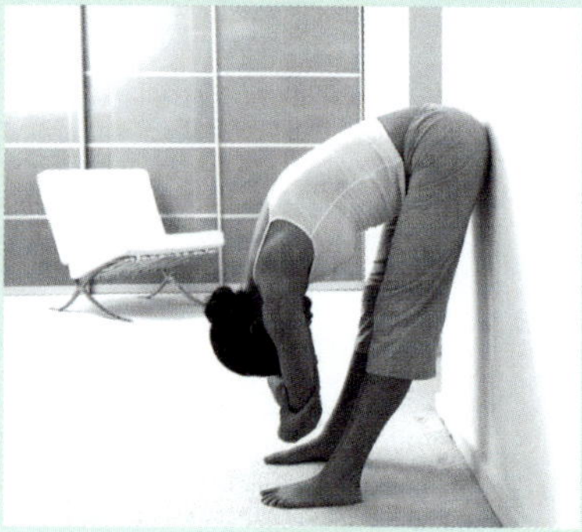

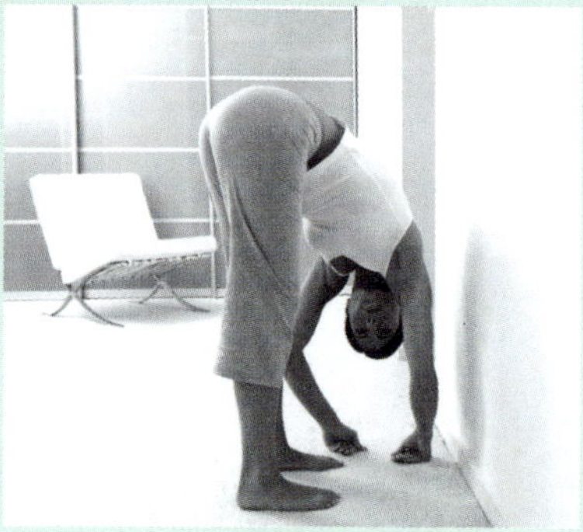

1 Tenez-vous debout, dos contre un mur. Les pieds, écartés de la largeur des hanches, s'éloignent d'environ 30 cm du mur. Pivotez en avant depuis les hanches. Serrez les coudes pendant huit respirations. Détendez les muscles du cou et des épaules. Faites glisser les fesses plus haut sur le mur ou, si vous voulez diminuer l'intensité, fléchissez les genoux.

2 Si votre dos vous semble long et plat, essayez cette variante, plus difficile Retournez-vous et positionnez vos orteils à 45 cm du mur, pieds parallèles. Penchez-vous d'un côté et en avant. Mains sur le plancher, avancez vos pieds vers le mur pour ramener le haut de votre dos contre celui-ci.

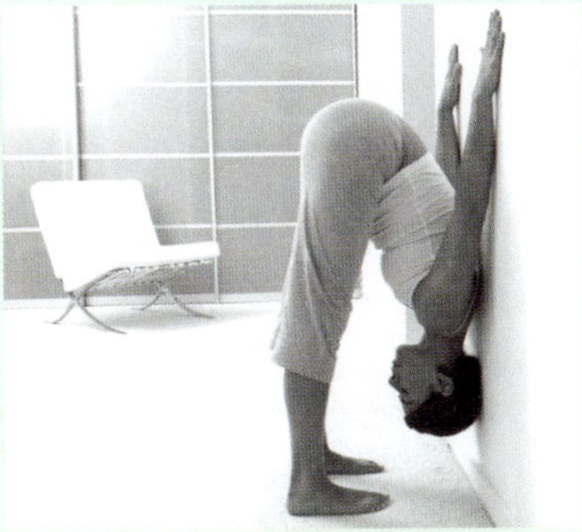

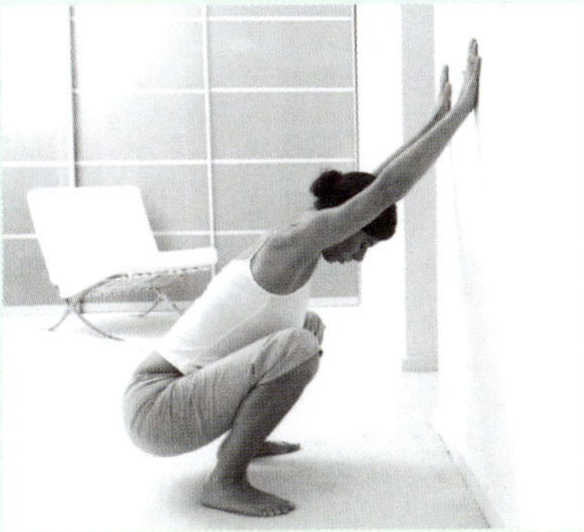

3 En vous soutenant de vos mains, inclinez les hanches vers le mur pour aider les omoplates à descendre en glissant dessus. Gardez vos talons ancrés et vos genoux tendus. Placez les articulations des hanches en avant des articulations des chevilles. Si possible, faites tourner les épaules pour poser les paumes haut sur le mur. Maintenez pendant huit respirations.

4 Posez les mains sur le plancher pour vous stabiliser. Si nécessaire, tournez-vous vers le mur. Tournez les orteils et les genoux vers l'extérieur selon le même angle. Accroupissez-vous, talons levés si c'est plus confortable. Posez les paumes sur le mur et passez quelques instants à éprouver les effets de l'inversion avant de vous lever lentement.

1 Allongez-vous sur le ventre, front sur le plancher. Rentrez le menton pour allonger la nuque et vous assurer de respirer aisément par le nez. Activez vos jambes pour créer un courant d'énergie descendant par leur face antérieure vers les orteils. Maintenez cette activation des jambes pendant toute la durée de l'exercice suivant.

2 Placez vos paumes de sorte que le bout de vos doigts soit au même niveau que les épaules. Ancrez vos pouces et vos index dans le plancher. Faites descendre les omoplates vers la taille et levez la poitrine du plancher. Gardez les épaules tombées en arrière, coudes légèrement fléchis et rentrés dans les côtes, cou aligné avec la colonne vertébrale.

3 (*à droite*) Maintenez les muscles du dos bandés, un peu comme si les bras n'étaient pas là pour vous soutenir. Regardez vers le haut, droit devant vous ou vers le plancher. Impliquez-vous totalement dans l'intensité de la posture en poussant votre sternum en avant et vers le haut. Maintenez pendant huit respirations, puis répétez deux fois.

4 Bougez les pieds et les genoux en même temps et asseyez-vous sur les talons. Placez les côtes sur les cuisses et reposez le front sur le plancher. Vos bras sont disposés le long du corps. Relaxez-vous ainsi pendant au moins deux minutes, en respirant avec conscience.

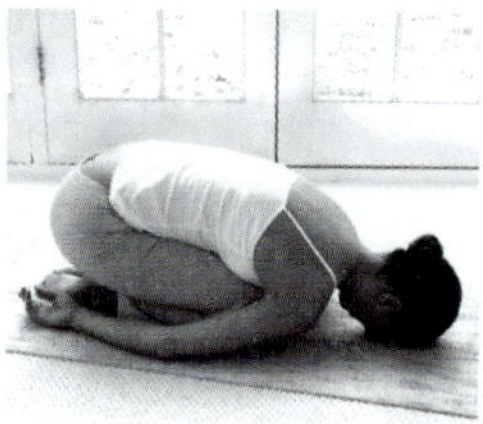

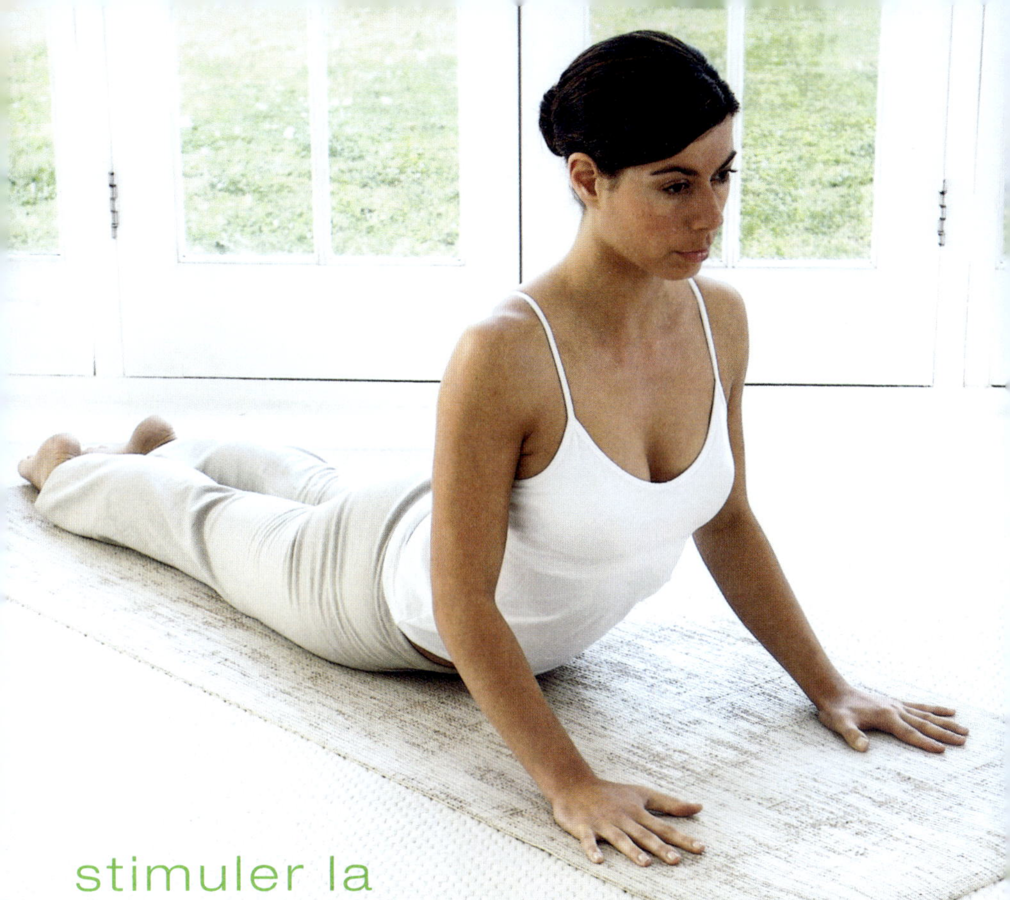

stimuler la concentration pour vous centrer

portez votre prise de conscience dans le moment présent

soulager le dos en vous détendant

faites entrer la vitalité et la positivité dans votre journée

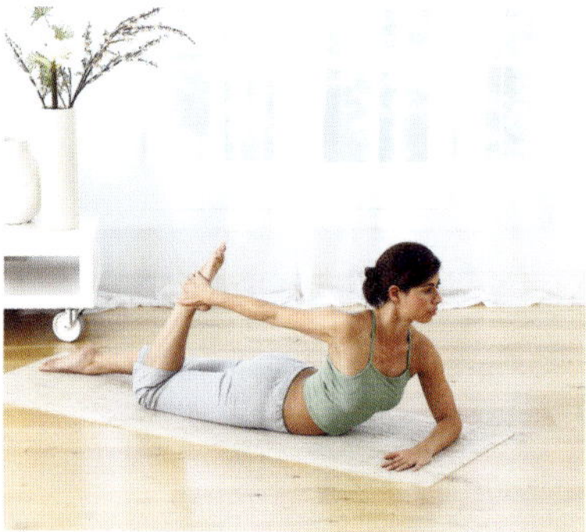

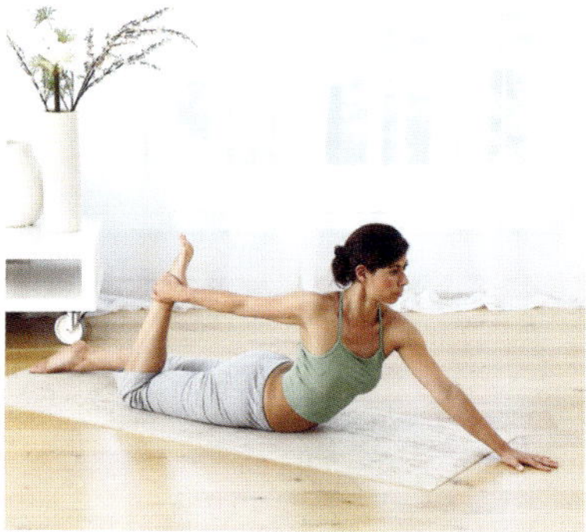

1 Allongez-vous sur le ventre, soutenu sur les coudes, paumes sur le plancher. Pliez le genou droit et tendez le bras droit en arrière pour agripper la cheville. Appuyez sur la jambe droite comme si vous vouliez la redresser et levez la poitrine dans une longue flexion en arrière, Dirigez le côté droit de la cage thoracique en avant pour vous empêcher de tourner vers la droite.

2 Si vous pouvez aller plus loin, glissez la main gauche en avant et tendez le coude. Ne voûtez pas l'épaule gauche – continuez à la rouler vers l'arrière et vers le bas. Relevez haut la poitrine et concentrez-vous sur la courbure de la partie supérieure du dos et de son centre. Maintenez pendant six respirations. Répétez l'exercice avec le genou gauche fléchi.

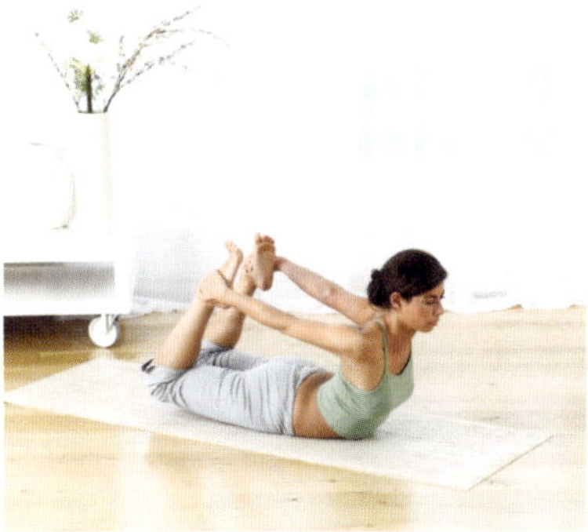

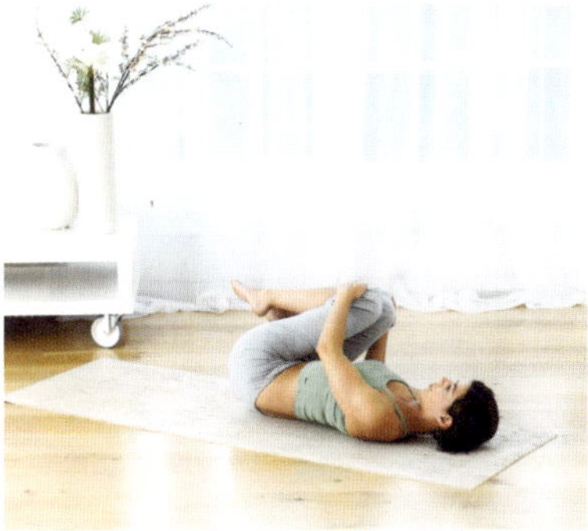

3 Pour la posture complète, allongez-vous sur le plancher et agrippez vos pieds. Tirez sur les jambes et levez haut la partie supérieure de votre corps. Gardez les coudes tendus et arquez davantage le haut de votre dos en rapprochant les omoplates. En respirant à fond, oscillez doucement en arrière et en avant. Maintenez pendant huit respirations et répétez deux fois de plus.

4 Roulez sur le dos et rapprochez les genoux de la poitrine. Serrez-les et oscillez lentement d'un côté sur l'autre pour atténuer la tension du dos. En prenant en coupe le genou droit de la main droite et le genou gauche de la main gauche, effectuez six lents mouvements circulaires, trois dans le sens des aiguilles d'une montre, puis trois dans le sens contraire.

1 Tenez-vous debout, pieds joints, mains sur les hanches. Placez la jambe droite à environ 50 cm derrière vous, pointe des orteils sur le plancher. Chargez-vous en énergie à travers la jambe arrière et faites monter la poitrine pour créer un croissant de lune de votre corps. Roulez les épaules en arrière pour rapprocher les coudes. Laissez monter la poitrine.

2 Poussez la hanche droite en avant pour mettre les hanches d'équerre. En pivotant à partir du haut de la cuisse gauche, penchez-vous en avant, vous étirant simultanément à travers la jambe droite que vous levez du plancher, talon pointé vers le plafond. Maintenez le dos arqué en ramenant le torse et la jambe sur une ligne parallèle au plancher.

3 Si la hanche droite se lève, faites-la tomber de sorte que le bas du dos soit plat – imaginez un verre d'eau en équilibre au centre du bas du dos. Si c'est difficile, fléchissez la jambe de soutien. Pour favoriser l'équilibre, fixez un point situé à environ 90 cm devant vous.

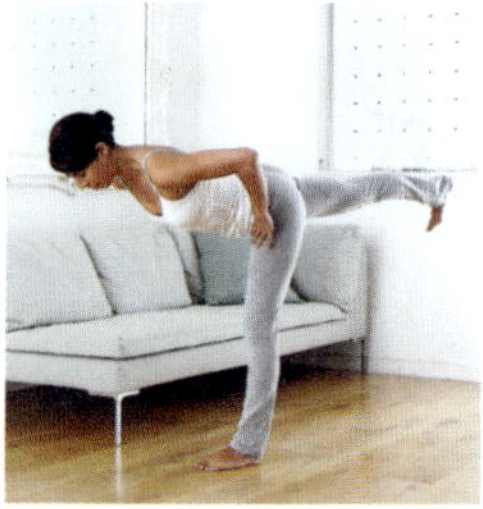

4 (*à droite*) Pour arriver à la posture complète, bandez vos abdominaux et tendez vos bras parallèles au plancher, paumes se faisant face. Activez encore plus vos dorsaux. Respirez et restez en équilibre pendant cinq respirations. Quittez la posture et pratiquez sur l'autre côté.

rééquilibre global
pour vous stabiliser

développez votre stabilité mentale et physique

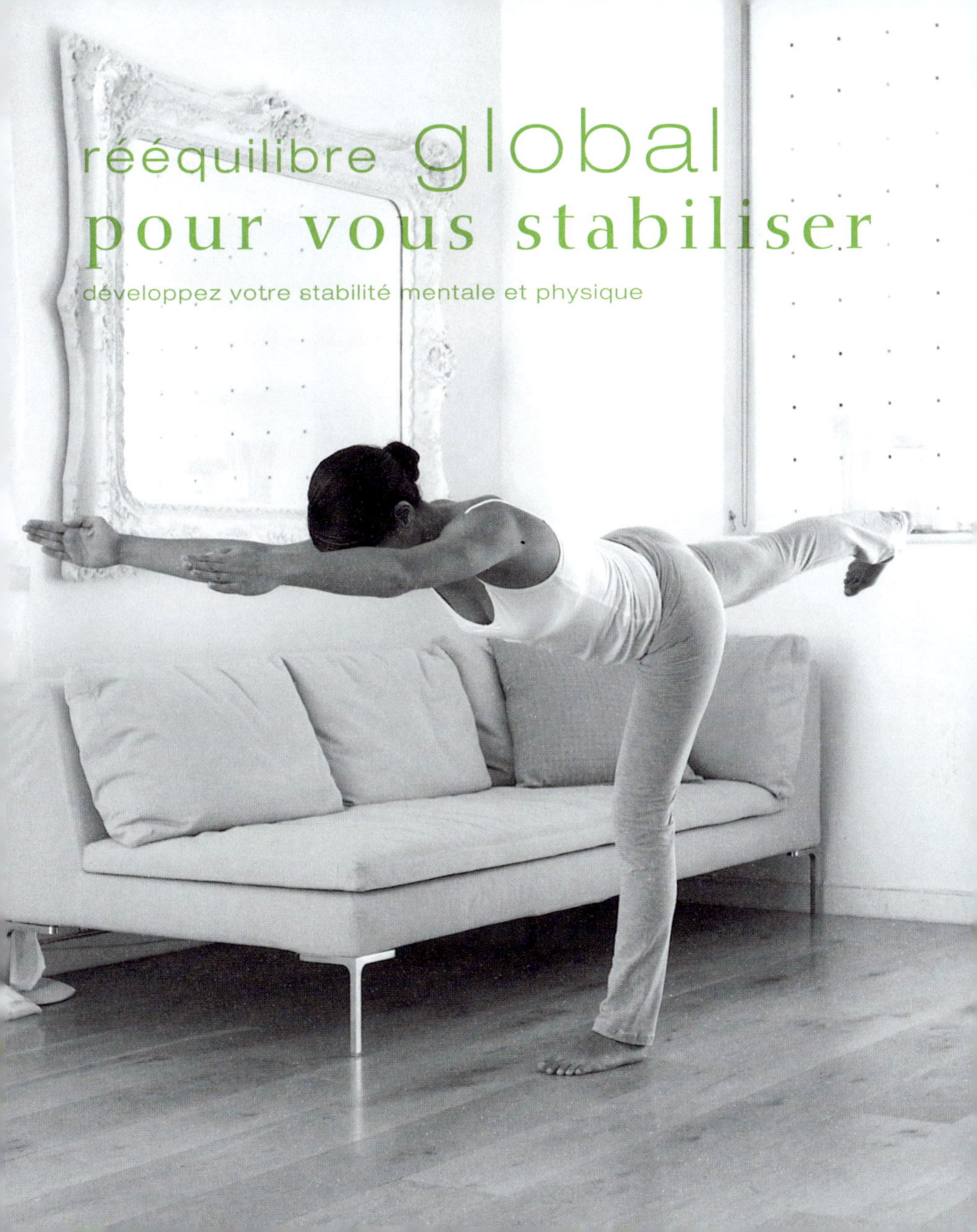

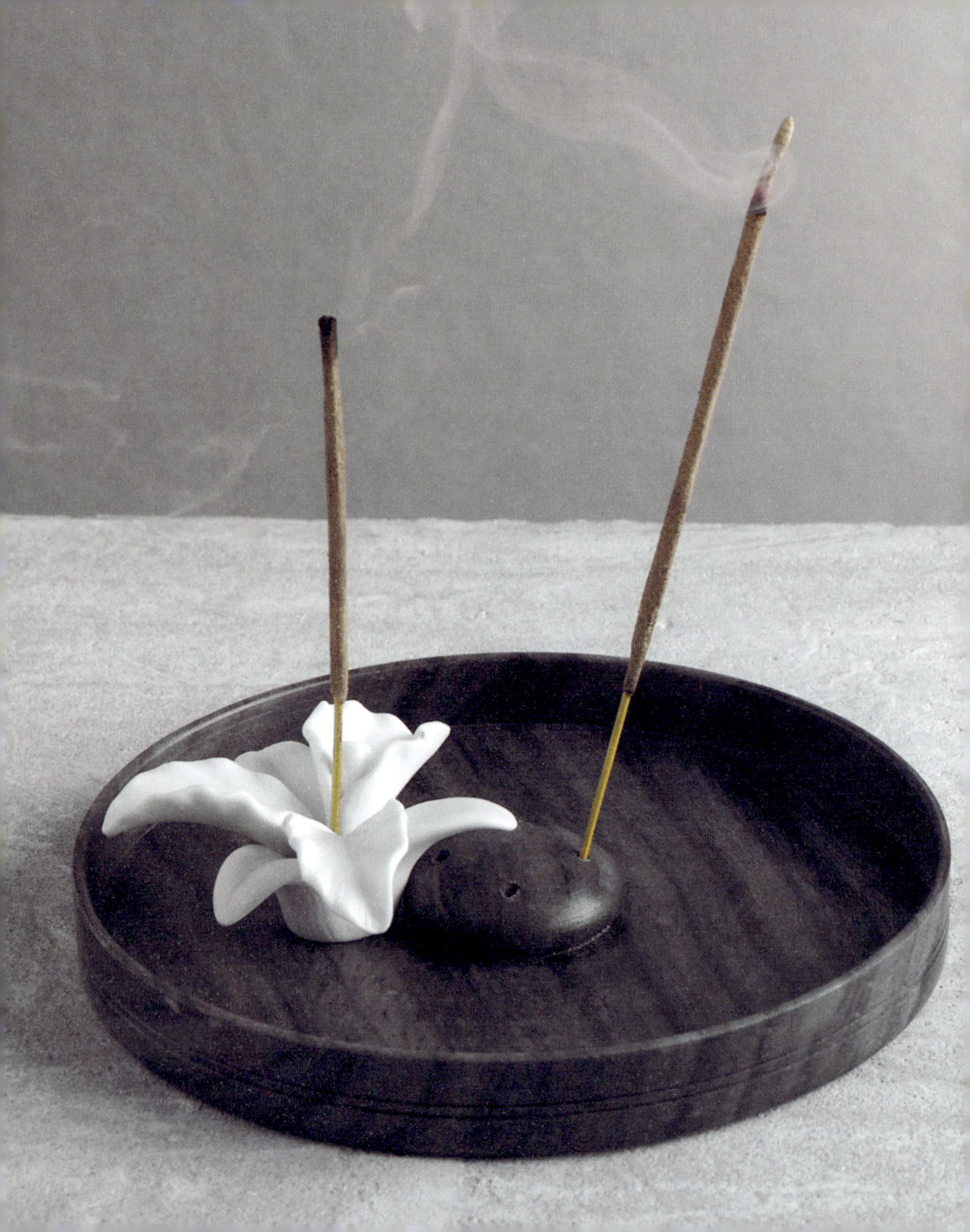

améliorateurs d'humeur

Ne renoncez pas au bonheur – utilisez les techniques éprouvées du yoga pour vous sentir mieux ce jour! Le corps humain a été conçu pour bouger et s'étirer, et il aime ça. Permettez aux postures de ce chapitre de relâcher les tensions physiques réprimées et associez-les à la respiration rythmique pour apaiser et calmer le mental.

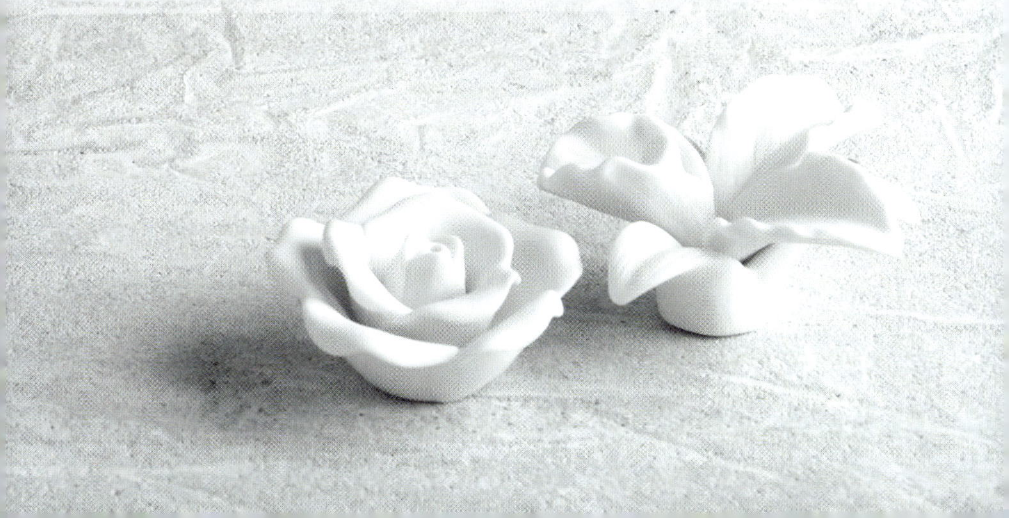

raviver le centre en vous détendant

régularisez votre respiration pour favoriser l'équilibre de votre mental et de votre humeur

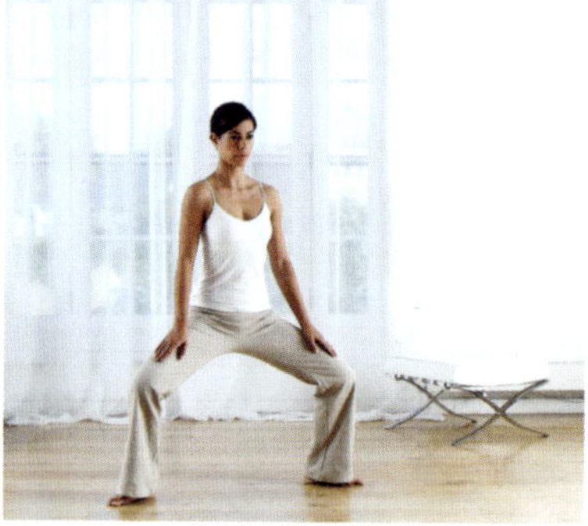

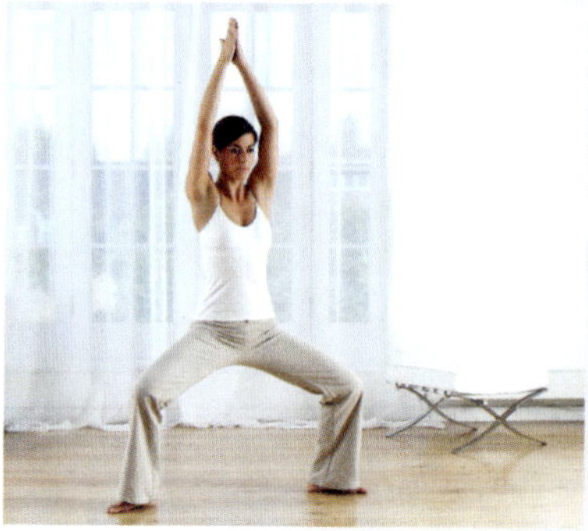

1 Écartez vos pieds de 90 cm ou plus si vos jambes sont longues. Tournez vos orteils vers l'extérieur de 45°. Pliez les genoux au-dessus des chevilles, afin d'être accroupi, jambes écartées. Les genoux sont en ligne avec les orteils. Posez les paumes sur les cuisses et prenez un moment pour noter comment vous vous sentez.

2 Ramenez vos bras sur les côtés, paumes tournées vers l'extérieur. Inspirez et tendez les bras à la verticale, jusqu'à ce que les paumes se joignent au-dessus de la tête, pendant que vous comptez mentalement jusqu'à quatre. Une fois les paumes jointes, expirez et faites-les descendre par le milieu du corps, en, comptant de nouveau jusqu'à quatre.

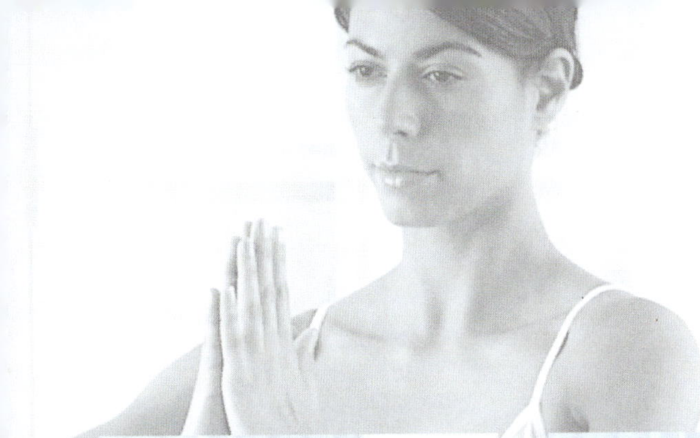

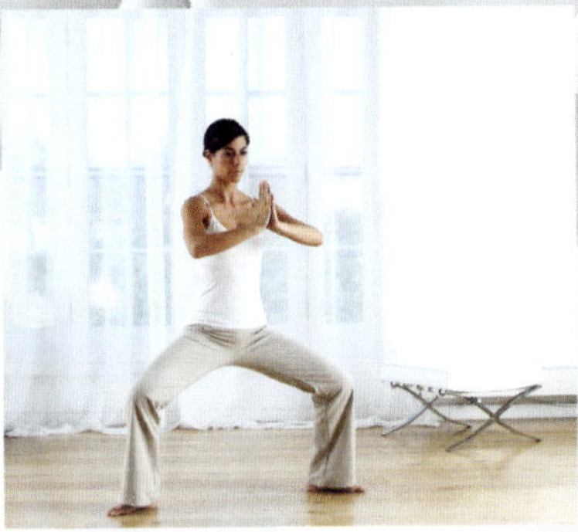

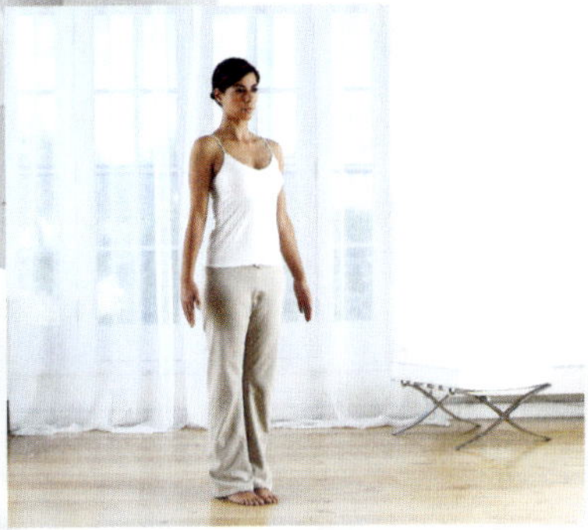

3 Continuez à respirer en tendant les bras, les levant et les abaissant sur un rythme régulier. Savourez la sensation intense suscitée par l'inspiration dans les poumons et les côtés de la cage thoracique. À chaque fois que vous expirez et abaissez vos paumes, imaginez que le mouvement descendant de vos bras aide à pousser l'air hors des poumons.

4 Si vous pouvez bouger confortablement et respirer plus lentement, comptez plutôt jusqu'à cinq ou six. Continuez pendant 15 cycles respiratoires, puis joignez les jambes et tenez-vous debout bien droit. Comment votre corps se sent-il maintenant? Comment cette pratique a-t-elle modifié votre état d'esprit?

1 Allongez-vous sur le dos et serrez les genoux contre la poitrine. Appuyez les cuisses contre l'abdomen pour vider entièrement les poumons. Ralentissez et notez la dilatation vers les cuisses du ventre et de la poitrine lorsque vous inspirez. Laissez la respiration prendre un rythme régulier.

2 Placez les pieds sur le plancher, écartés de la largeur des hanches. Inspirez lentement, tendez les bras au-dessus de la tête et levez les hanches aussi haut que possible. Élargissez les épaules sur le plancher.

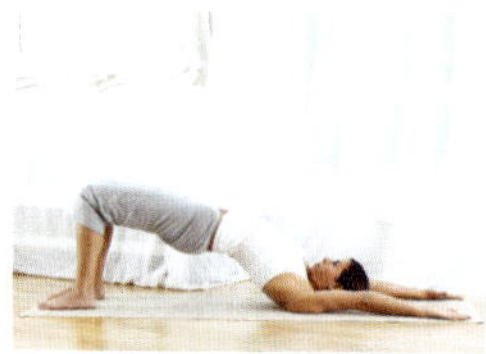

3 (*à droite*) Sur l'expiration suivante, reposez les hanches sur le plancher et ramenez une fois de plus les genoux vers la poitrine. Laissez monter le coccyx. Posez les mains en coupe sur les genoux et comprimez de nouveau les cuisses. Expirez à fond, pour faire de la place à une inspiration plus profonde.

4 Inspirez et levez les jambes en l'air pendant que les bras se tendent une fois de plus au-dessus de la tête. Si ce mouvement des jambes semble trop fort dans vos muscles ischio-jambiers et le bas du dos, fléchissez légèrement les genoux lorsque les jambes arrivent au-dessus de la tête. Expirez et serrez de nouveau vos genoux contre la poitrine. Pratiquez l'ensemble de la séquence sept fois.

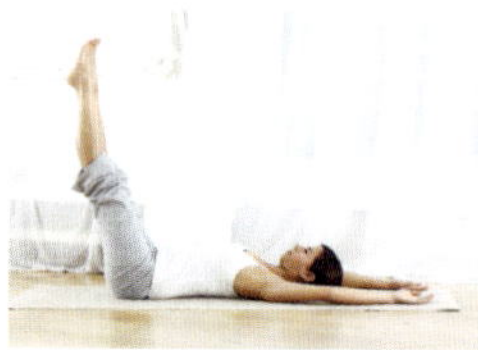

régulariser le souffle pour remonter le moral

assouplissez vos épaules et fortifiez votre centre

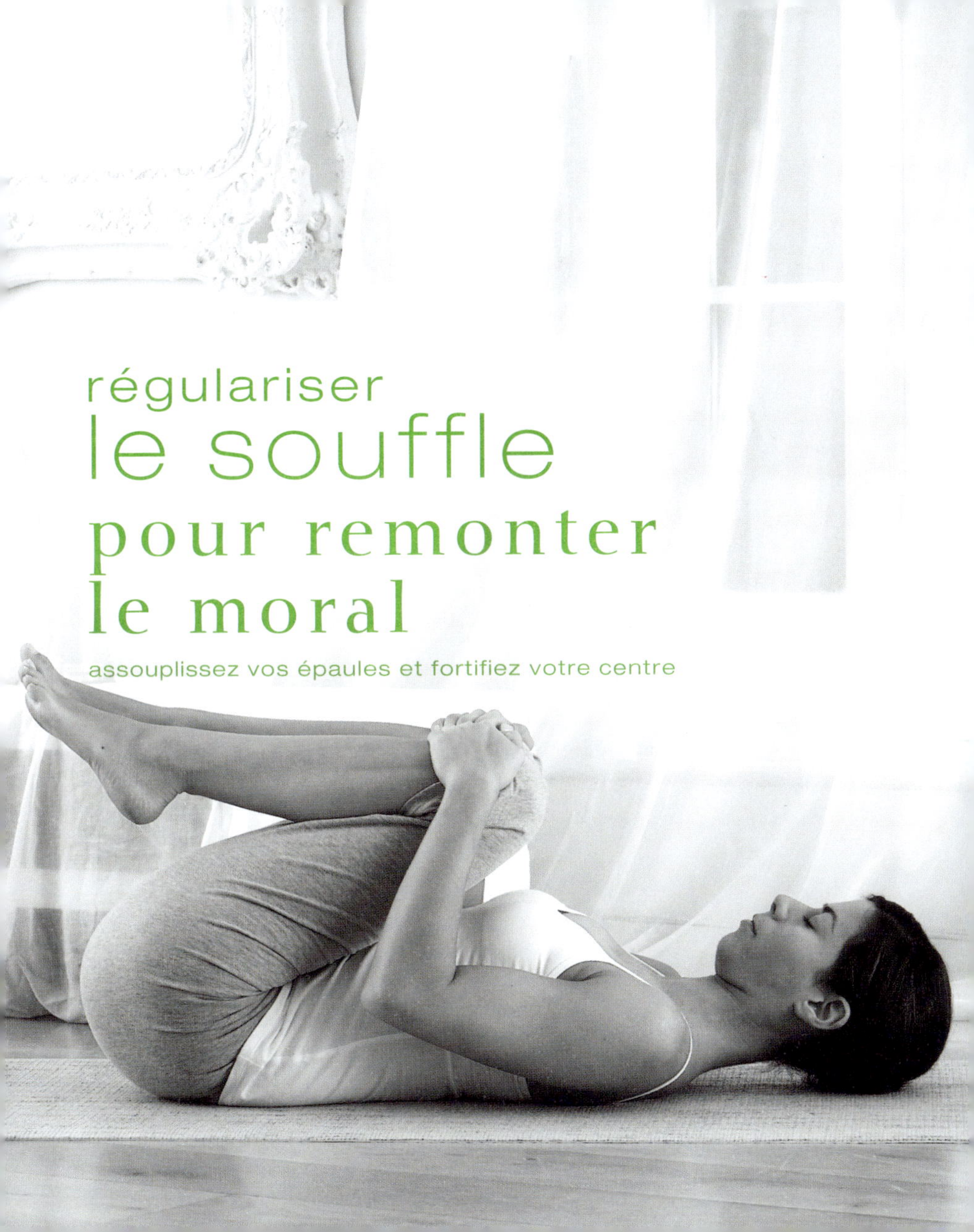

tonifier le corps en vous réconfortant

ramenez-vous à un équilibre rechargé en énergie

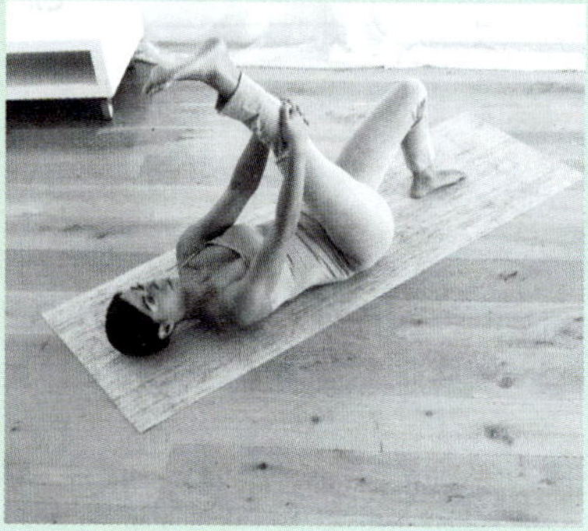

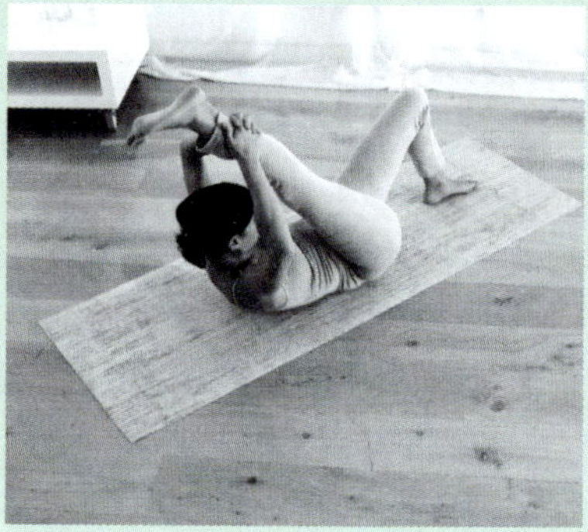

1 Allongez-vous sur le dos, jambe droite tendue dans les airs. Le genou gauche est plié, la plante du pied posée sur le plancher. Entrelacez vos doigts derrière la cuisse droite ou le mollet droit et tirez doucement la jambe vers le torse pendant huit cycles respiratoires. Intensifiez l'étirement en fléchissant la cheville, pour rapprocher les orteils de la tête.

2 Rentrez le menton et levez la tête vers le genou. Si possible, remontez davantage les mains sur la jambe et expirez pour rendre l'étirement plus profond. Ne fléchissez pas le genou et rapprochez-le un peu plus de la tête. Maintenez pendant six respirations. En gardant la jambe en l'air, expirez et reposez la tête sur le plancher et les bras sur les côtés.

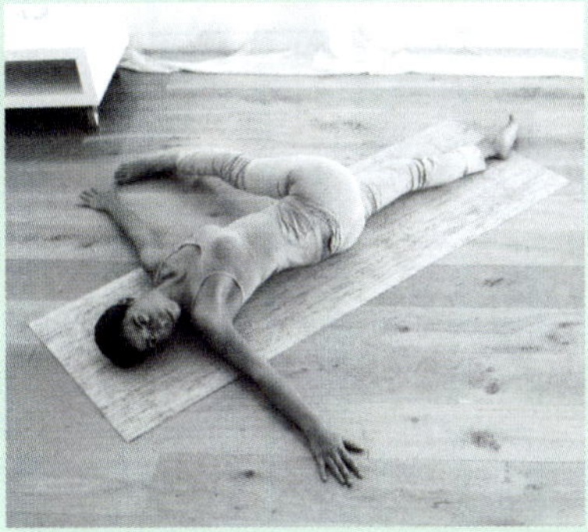

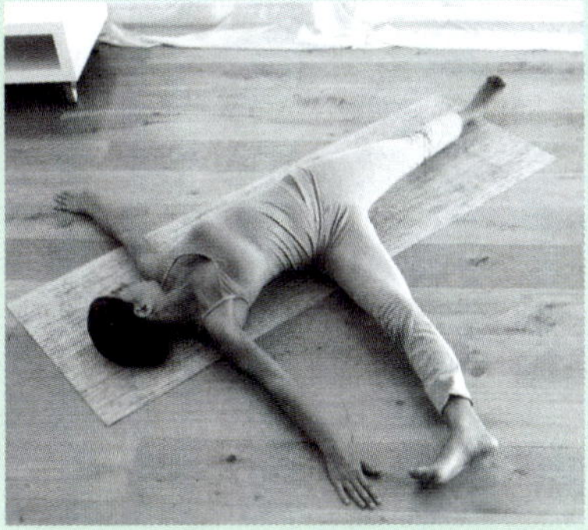

3 Tendez la jambe gauche. Inspirez, puis, en expirant, portez le pied droit vers la gauche sur le plancher. Si possible, pointez les orteils du pied droit vers la main gauche. Placez la hanche droite au-dessus de la gauche à mesure que vous bougez le cou pour laisser la tête se tourner vers la droite.

4 Inspirez et levez la jambe droite à la verticale, puis expirez et posez le pied droit sur le plancher, près de la main droite. Tournez la tête vers la gauche. Répétez d'un côté sur l'autre pendant quatre respirations, en levant la jambe à la verticale sur l'inspiration et en la conduisant sur le côté sur l'expiration. Pratiquez ensuite l'ensemble de l'exercice avec la jambe gauche.

soulever la poitrine en vous stabilisant

éliminez vos soucis grâce à cette flexion classique en arrière

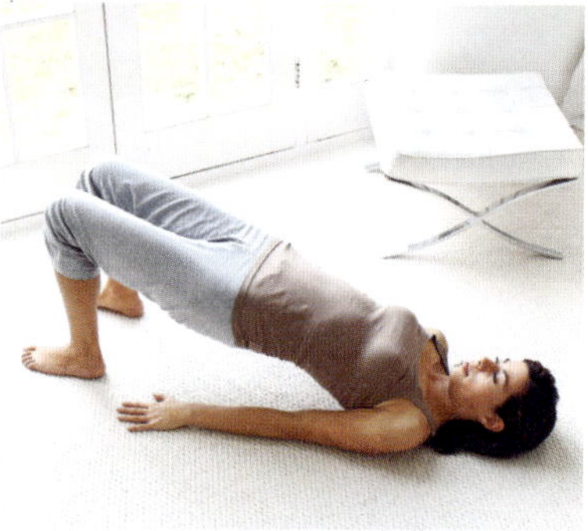

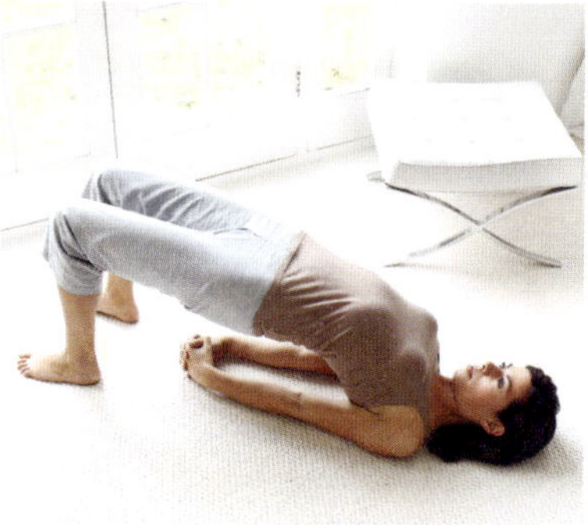

1 Allongez-vous sur le dos, bras sur les côtés, paumes tournées vers le bas. Pliez les genoux et placez les pieds sur le plancher, écartés de la largeur des hanches. Inspirez et, en faisant monter la colonne depuis le coccyx, soulevez lentement les hanches en les alignant avec les genoux. Maintenez cette position pendant six respirations lentes et profondes, puis revenez sur le plancher.

2 Levez les hanches comme avant, puis inclinez-les vers la droite et roulez l'épaule gauche sous la poitrine. Inclinez-vous vers la gauche pour répéter le mouvement avec l'épaule droite. Doigts entrelacés, tendez-les vers les talons, coudes droits. Maintenez la posture pendant six respirations, en appréciant l'étirement des épaules. Relâchez les mains et revenez.

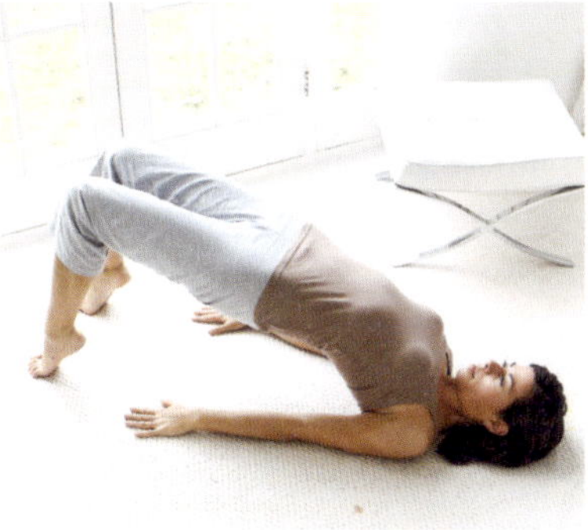

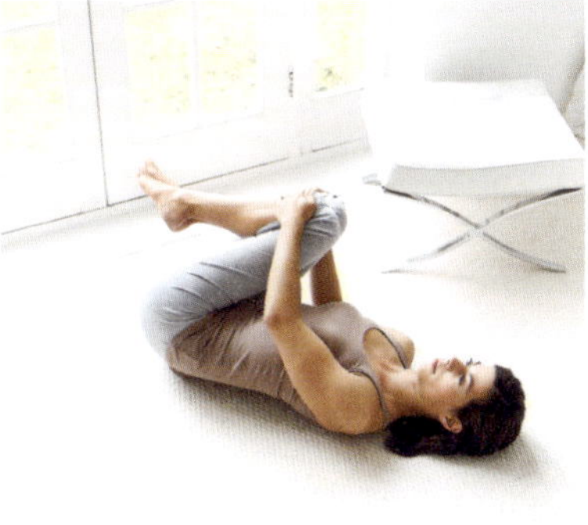

3 Cet étirement agréable apporte un plus d'élongation à votre bas du dos. Levez les hanches aussi haut que vous le pouvez et roulez les épaules comme à l'étape 2. Levez les talons pour être sur la pointe des pieds et rapprochez le sternum du menton. Restez sur la pointe des pieds et passez une minute à reposer le dos sur le plancher, vertèbre après vertèbre.

4 Finissez en vous autoadministrant un massage du dos. Serrez les genoux contre la poitrine et roulez d'un côté sur l'autre pour relâcher la tension de l'ensemble de votre dos. Si vous êtes allongé sur une surface molle, éloignez un peu les genoux de la poitrine et essayez d'osciller en arrière et en avant.

1 Asseyez-vous bien droit, en tailleur ou sur une chaise. Vos marines doivent être dégagées. Repliez l'index et le médius de la main gauche sur la paume. L'annulaire, l'auriculaire et le pouce ferment tour à tour les narines. Si vous le préférez, servez-vous de la main droite.

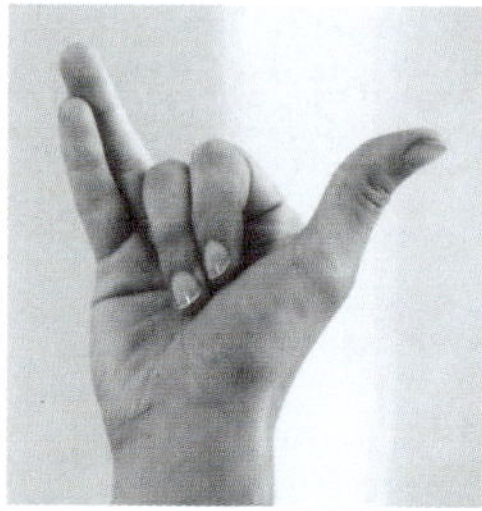

2 (*à droite*) Couvrez la narine droite avec l'annulaire et l'auriculaire gauches. Expirez par la narine gauche, puis inspirez. Couvrez la narine gauche du pouce. Relâchez l'annulaire et l'auriculaire et expirez par la narine droite, puis inspirez.

3 Répétez cette séquence, en changeant de narine après chaque inspiration. Fermez les yeux et maintenez la respiration régulière et égale. Imaginez un mince fil argenté d'air entrant et sortant par chaque narine. Laissez assez de temps aux pauses naturelles séparant les inspirations et les expirations.

4 Maintenez l'épaule gauche détendue et la tête centrée. Lorsque vous avez complété dix cycles respiratoires, abaissez le bras et restez centré, yeux fermés. Observez vos sensations actuelles. Pratique parfaite le matin dès l'éveil ou le soir avant de dormir, de même qu'à tout moment de la journée où un peu de tranquillité s'avère nécessaire.

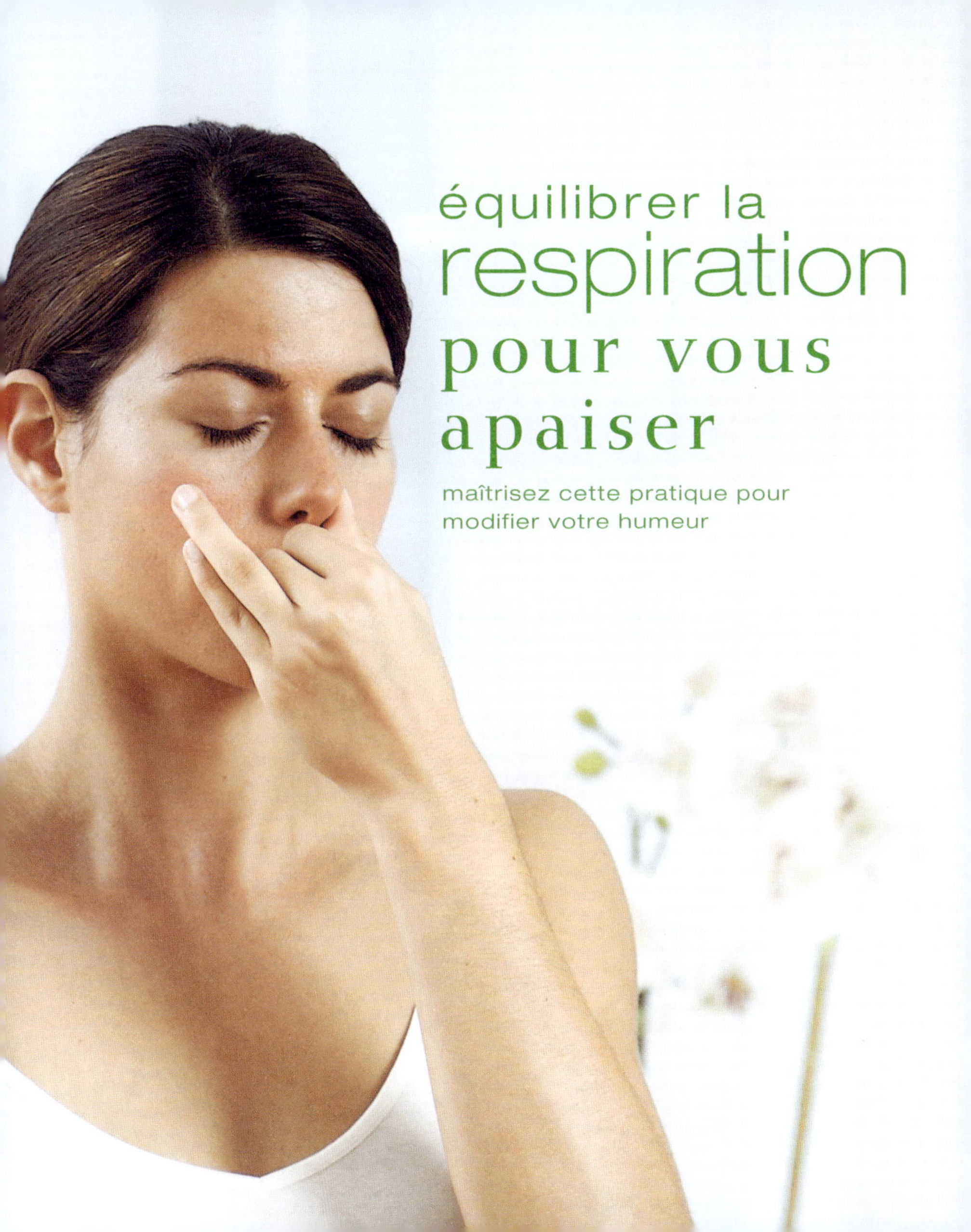

équilibrer la respiration pour vous apaiser

maîtrisez cette pratique pour modifier votre humeur

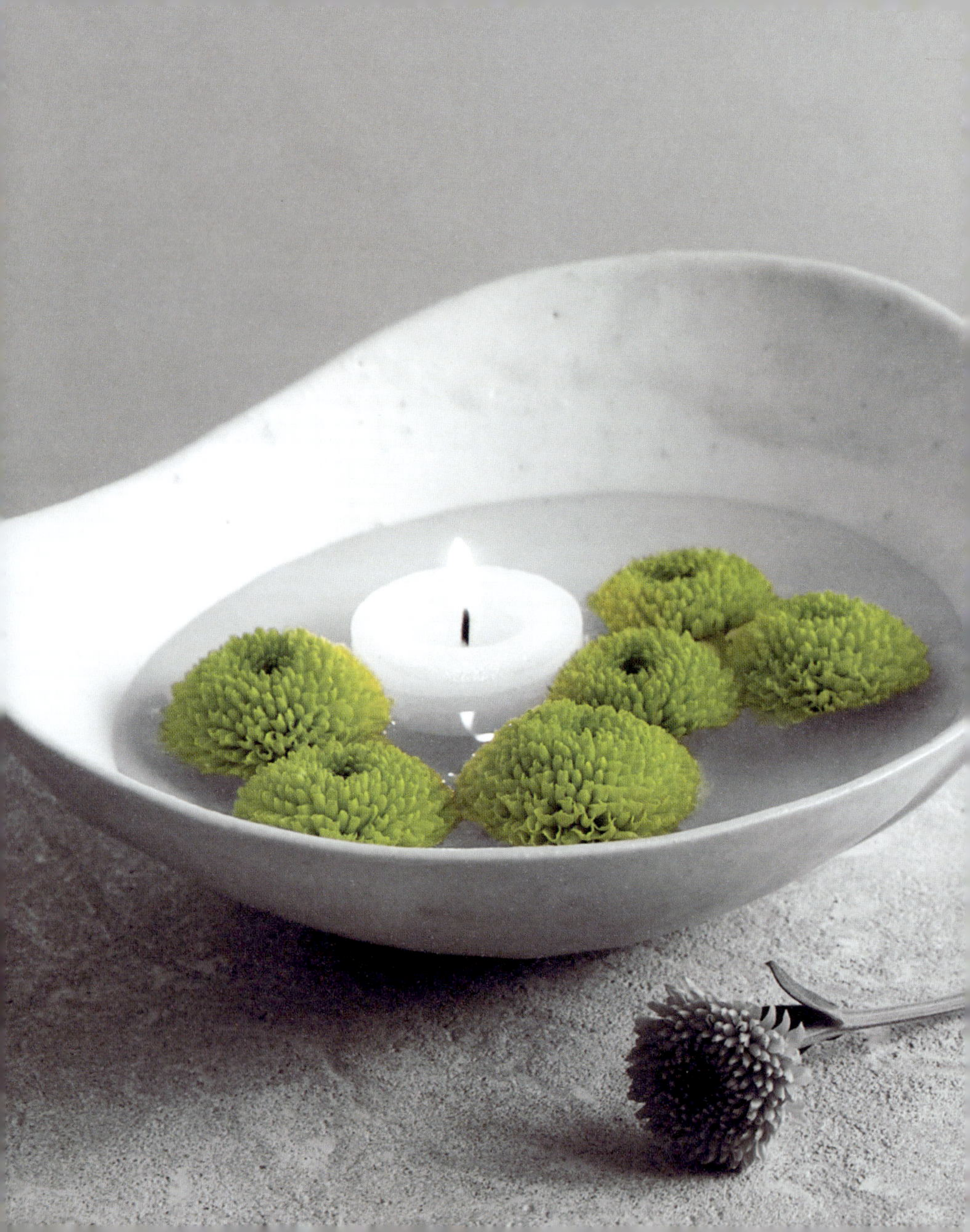

stimulateurs d'énergie

L'utilisation de toute la force de vos muscles pour vous étirer à fond dans une séquence de yoga vous conférera plus d'énergie. Mettez tout ce que vous pouvez dans n'importe laquelle de ces séquences et la récompense sera généreuse. Les postures de ce chapitre vous laisseront ouvert, rafraîchi et vibrant.

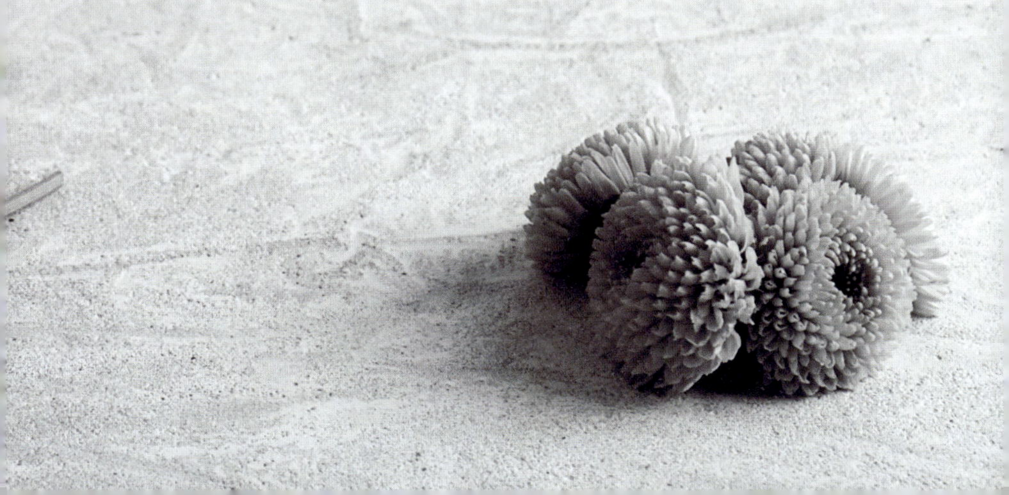

rehausser l'énergie en vous fortifiant

faites travailler tout votre corps pour raviver l'organisme

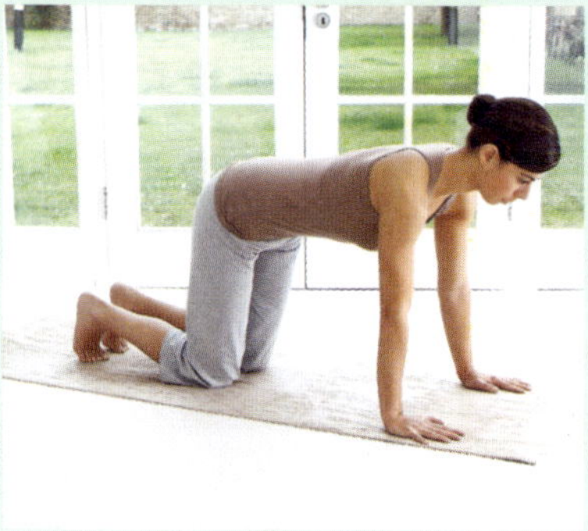

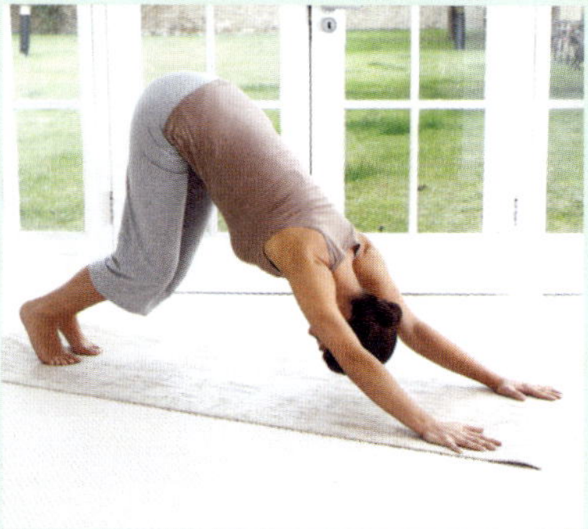

1 Commencez à quatre pattes, genoux et pieds écartés de la largeur des hanches. Les mains écartées de la largeur des épaules sont sur le plancher, médius pointant en avant. Répartissez également votre poids sur vos paumes, en faisant particulièrement attention à maintenir une pression ferme du pouce et de l'index.

2 Relevez les hanches vers l'arrière, genoux pliés, pour que les jambes et le dos forment un V inversé, Roulez les épaules vers l'extérieur pour créer un grand espace entre le haut des bras et le cou – imaginez que vous avez des yeux aux aisselles qui louchent en travers de la poitrine.

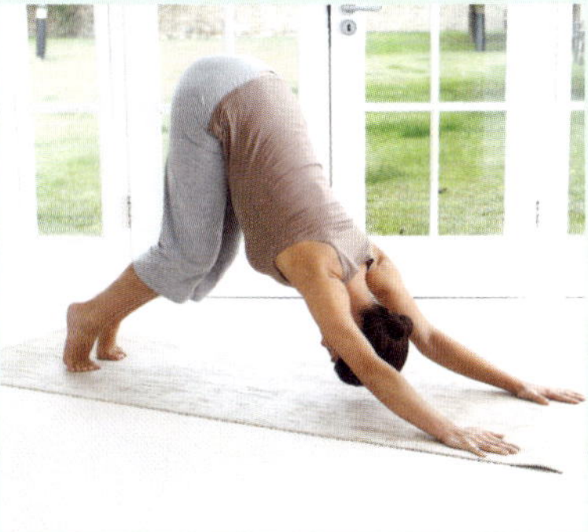

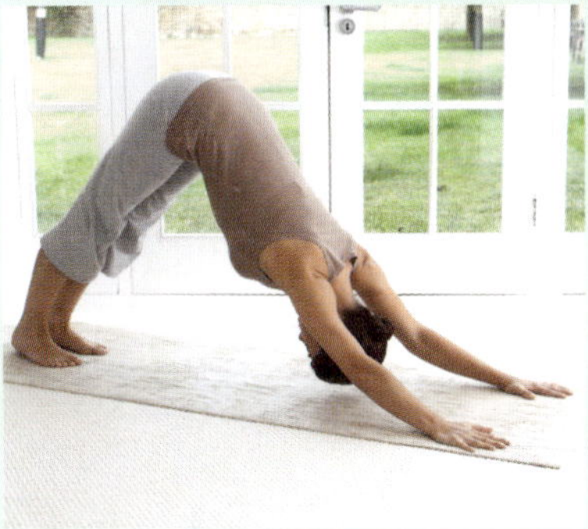

3 Levez les talons et fléchissez fortement les genoux. Rapprochez la poitrine des cuisses, pour donner à la colonne vertébrale la forme d'un tremplin. Continuez à écarter les omoplates, en résistant à l'envie de voûter les épaules, et maintenez une pression ferme sur toute la surface des paumes.

4 Tendez maintenant les mollets en poussant les talons vers le plancher. S'ils l'atteignent, faites reculer vos pieds. Continuez à arquer le dos. Maintenez pendant dix cycles respiratoires longs avant de revenir à la position à quatre pattes.

bâtir la force en vous revigorant

développez la force et la fermeté du haut de votre corps

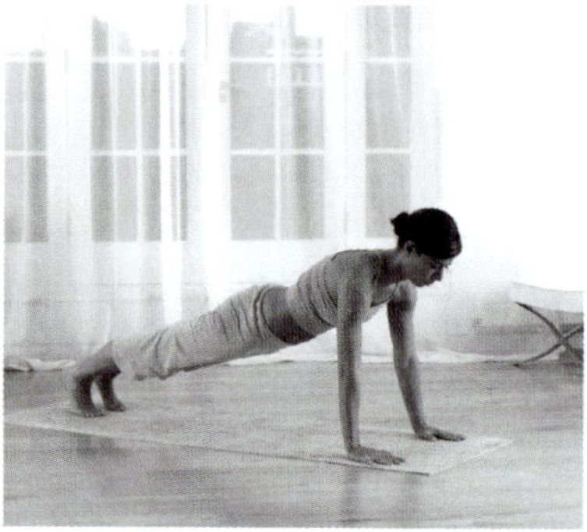

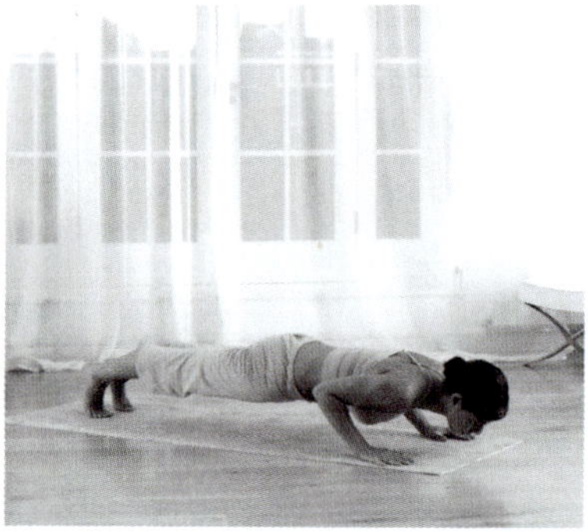

1 Commencez à quatre pattes, médius tournés vers l'avant. Rentrez les orteils et levez les genoux. Reculez les pieds pour que la face postérieure de votre corps forme une ligne droite depuis les épaules aux talons, épaules au-dessus des poignets et fesses alignées. Le creux des coudes est dirigé vers l'avant.

2 Engagez les abdominaux en tirant les côtes flottantes vers les hanches. Expirez et pliez les coudes pour abaisser le corps juste au-dessus du sol. Les coudes sont collés aux côtes. Si vous devez bâtir d'abord votre force, posez les genoux sur le plancher.

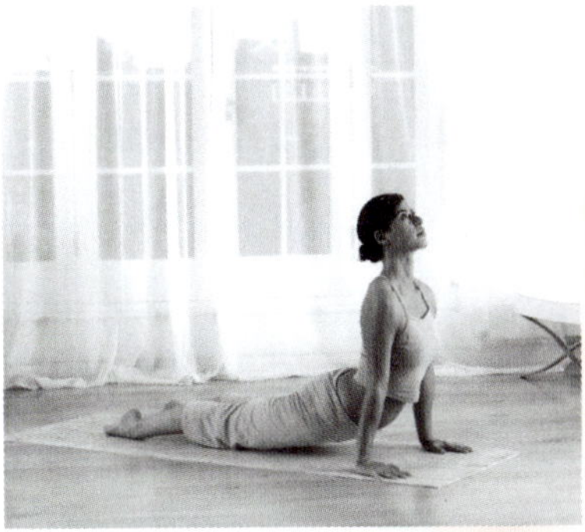

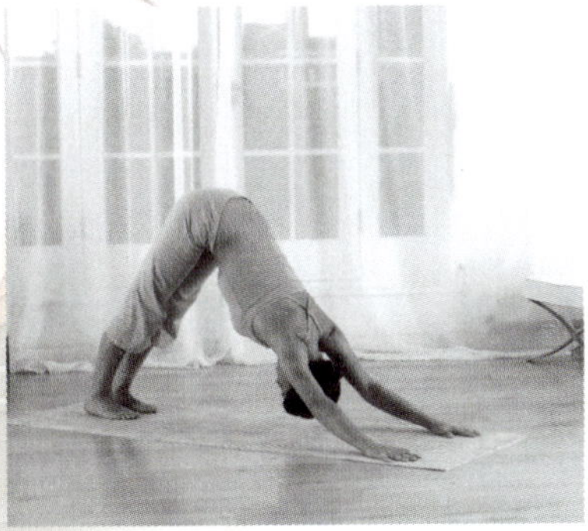

3 Inspirez et poussez la poitrine en avant entre les bras, coudes tendus. Simultanément, roulez en avant sur le bout des orteils pour reposer sur la face des pieds. Maintenez beaucoup d'énergie dans la face antérieure des jambes, afin que les rotules ne s'affaissent pas sur le plancher.

4 Expirez et rentrez le nombril pour engager les abdominaux lorsque vous formez le V inversé. Roulez en arrière sur les orteils en levant les hanches vers l'arrière. Appuyez sur les talons afin d'allonger la face postérieure des jambes. Inspirez pour revenir à la position de l'étape 1. Répétez cinq fois l'ensemble de la séquence.

revigorer le dos en vous ouvrant

revivifiez la face antérieure de votre corps en vous penchant en arrière

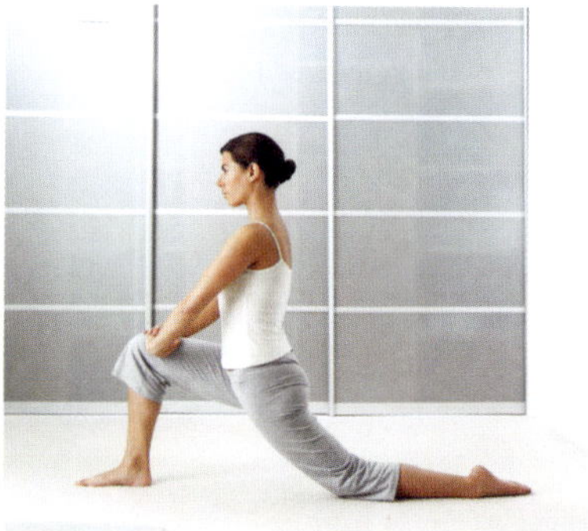

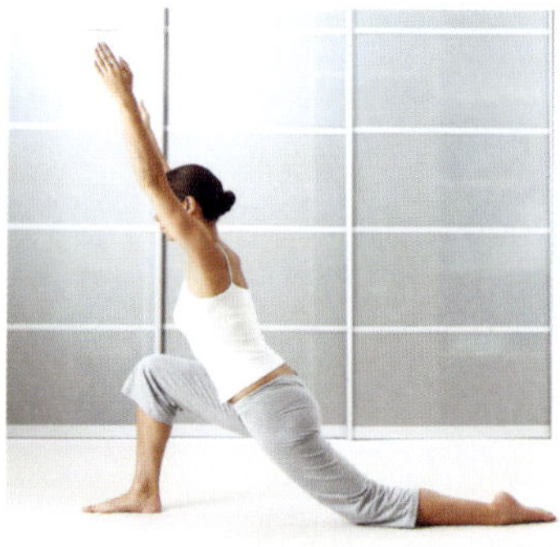

1 Avancez le pied droit à partir d'une position agenouillée. Pliez le genou droit pour le placer juste au-dessus de la cheville et faites glisser les hanches en avant. Placez les mains sur le genou droit. Rentrez le coccyx pour accentuer l'étirement de la cuisse gauche.

2 Penchez-vous légèrement en avant pour allonger votre bas du dos. Tendez les bras en avant et, en inspirant à fond, levez-les à la verticale. Les paumes se font face pour favoriser l'écartement des omoplates et empêcher toute courbure.

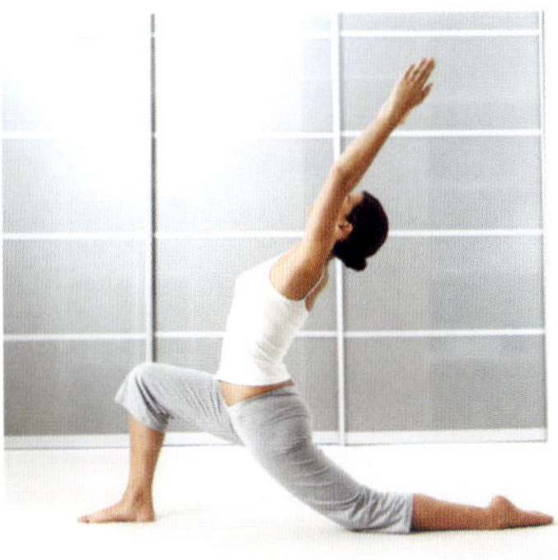

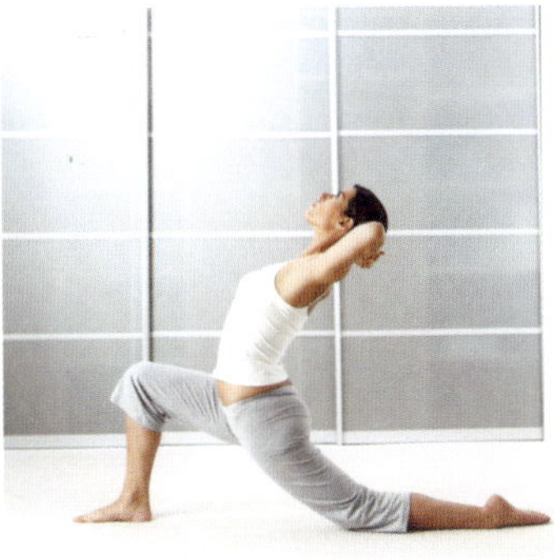

3 Tendez les bras vers le haut et étirez-vous à partie des côtés du torse. Visualisez des espaces de ciel bleu entre chacune de vos vertèbres. Si vous le désirez, ramenez les bras et regardez en l'air en faisant monter la poitrine pour arriver à une flexion en arrière complète. Maintenez cette posture pendant six respirations.

4 Si le cou donne l'impression d'avoir besoin d'un plus de soutien, entrelacez les doigts derrière la tête. Pendant que la poitrine se lève, écartez davantage les coudes, puis ramenez-les. Maintenez cette posture pendant cinq à dix respirations. Répétez l'ensemble de la séquence avec le pied gauche avancé.

1 Agenouillez-vous, jambes tournées vers la gauche, mollet droit placé sous la cuisse gauche. C'est naturel de pencher un peu à droite. Si vous penchez fortement, placez sous votre fesse droite une couverture pliée, épaisse de 15 cm.

2 Posez la main gauche sur la face externe du genou droit. Placez le bout des doigts de la main droite sur le plancher derrière vous. Expérimentez avec la position de cette main pour trouver le meilleur effet de levier dans la torsion. Ne penchez pas sur le côté ou en arrière. Gardez la tête centrée.

3 Inspirez et levez la poitrine. En expirant, tournez-vous depuis la base de la colonne vertébrale vers la droite. Regardez par-dessus l'épaule droite. Maintenez pendant huit respirations, puis tournez la tête pour regarder par-dessus l'épaule gauche. Maintenez pendant quatre respirations. Tournez les genoux vers la droite et répétez sur l'autre côté.

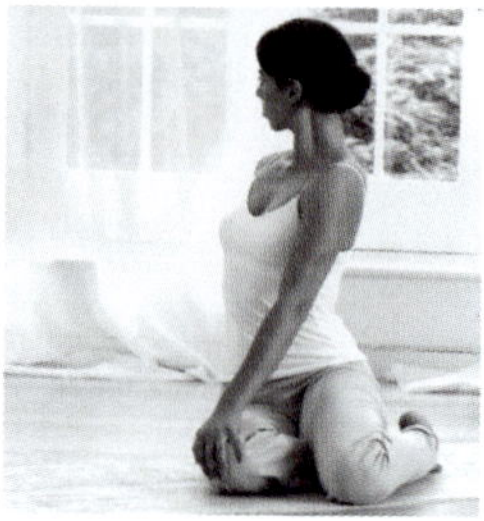

4 (*à droite*) Si cet exercice semble facile, revenez à la torsion et glissez la main droite derrière le dos pour attraper le haut du bras gauche. Penchez-vous en avant et attrapez le genou droit de la main gauche. Tournez-vous vers la droite avec chaque expiration et laissez le côté droit de la poitrine accentuer la torsion. Maintenez pendant quatre respirations, puis répétez sur l'autre côté.

raviver le corps pour vous revigorer

rafraîchissez votre corps et
revitalisez votre mental

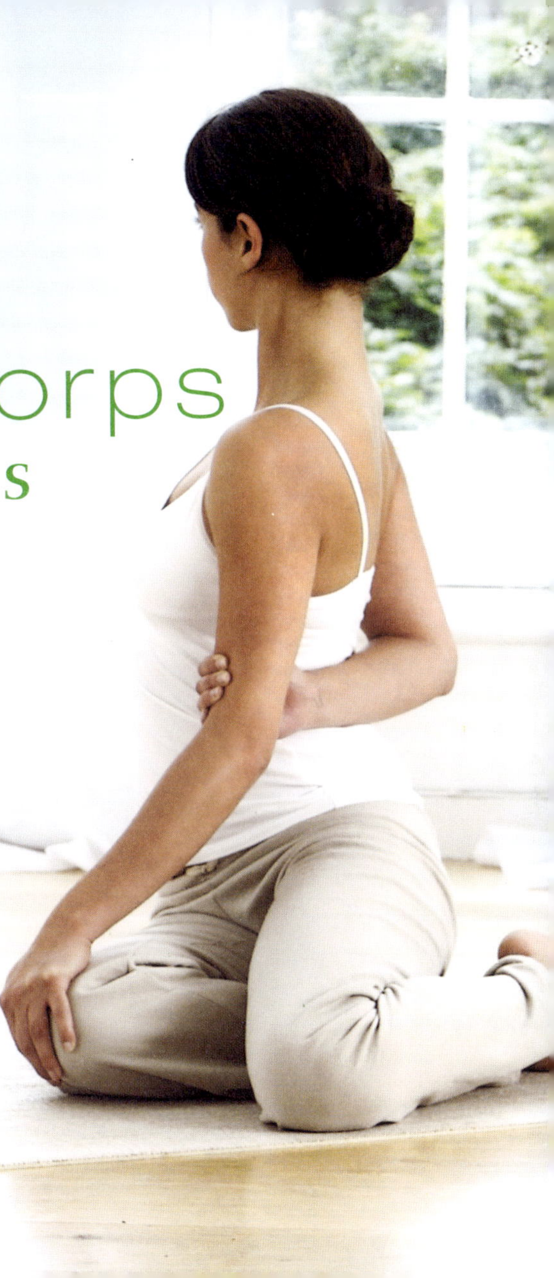

stimuler la vitalité en vous rajeunissant

accroissez avec dynamisme votre force et votre vitalité

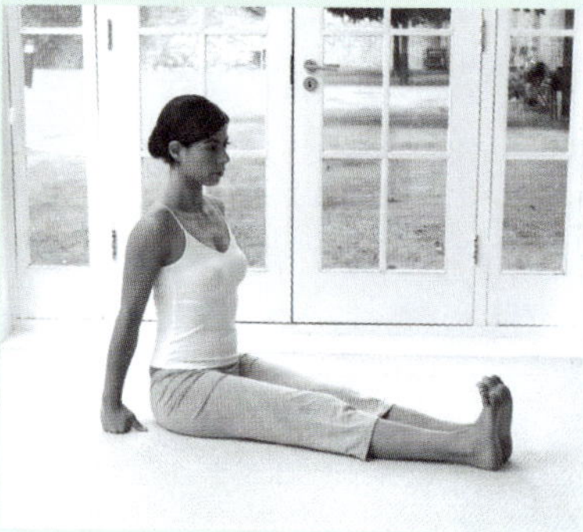

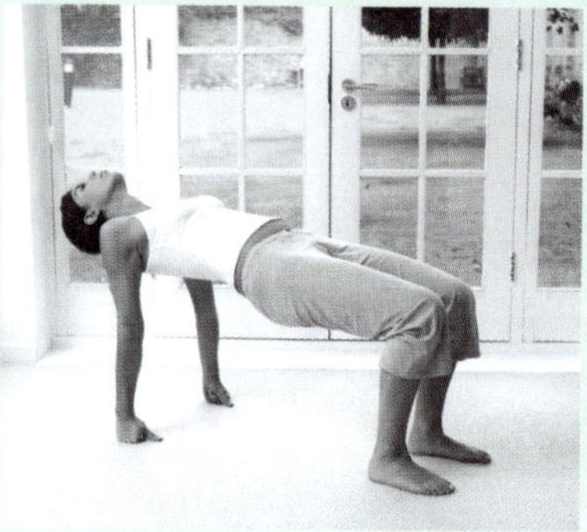

1 Asseyez-vous sur le plancher, jambes tendues devant vous. Posez les poings serrés sur le plancher, juste derrière vos fesses. Fléchissez les chevilles pour tirer les orteils vers votre tronc. Envoyez l'énergie fortifiante à travers vos bras et éloignez les épaules des oreilles.

2 Pliez les genoux et faites glisser les hanches en avant en les élevant, pour que la plante des pieds soit sur le plancher et le corps forme une sorte de table. Étirez-vous consciemment à travers les bras. Choisissez la plus confortable position pour le cou: en regardant en avant, vers les genoux ou en fixant le ciel.

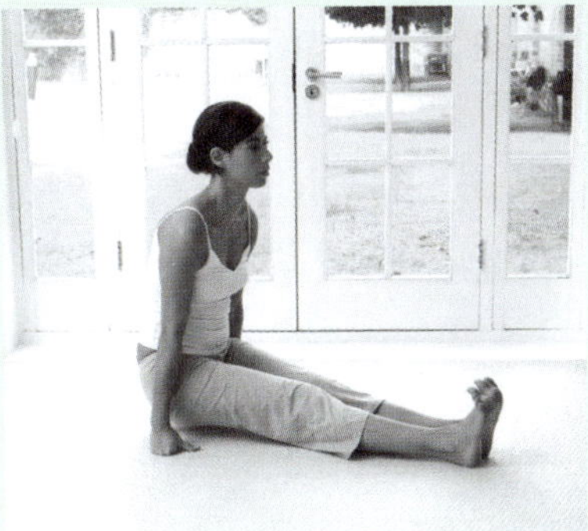

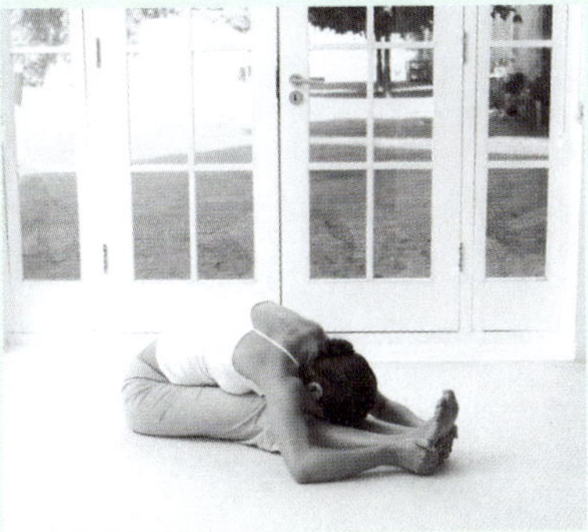

3 Expirez et abaissez les hanches tout en tendant les jambes. Portez les fesses juste au-dessus du plancher derrière les poings. Inspirez et fléchissez les genoux pour relever une fois de plus les hanches vers l'avant. Expirez en les descendant afin de les faire flotter de nouveau et inspirez en montant pour maintenir la posture. Répétez quatre fois de plus.

4 Étirez le dos lors d'une flexion en avant. Assis les jambes tendues devant vous, penchez-vous à partir du bassin. Selon votre souplesse, attrapez les cuisses, les mollets ou les pieds et maintenez pendant huit cycles respiratoires profonds, en avançant la cage thoracique sur chaque expiration.

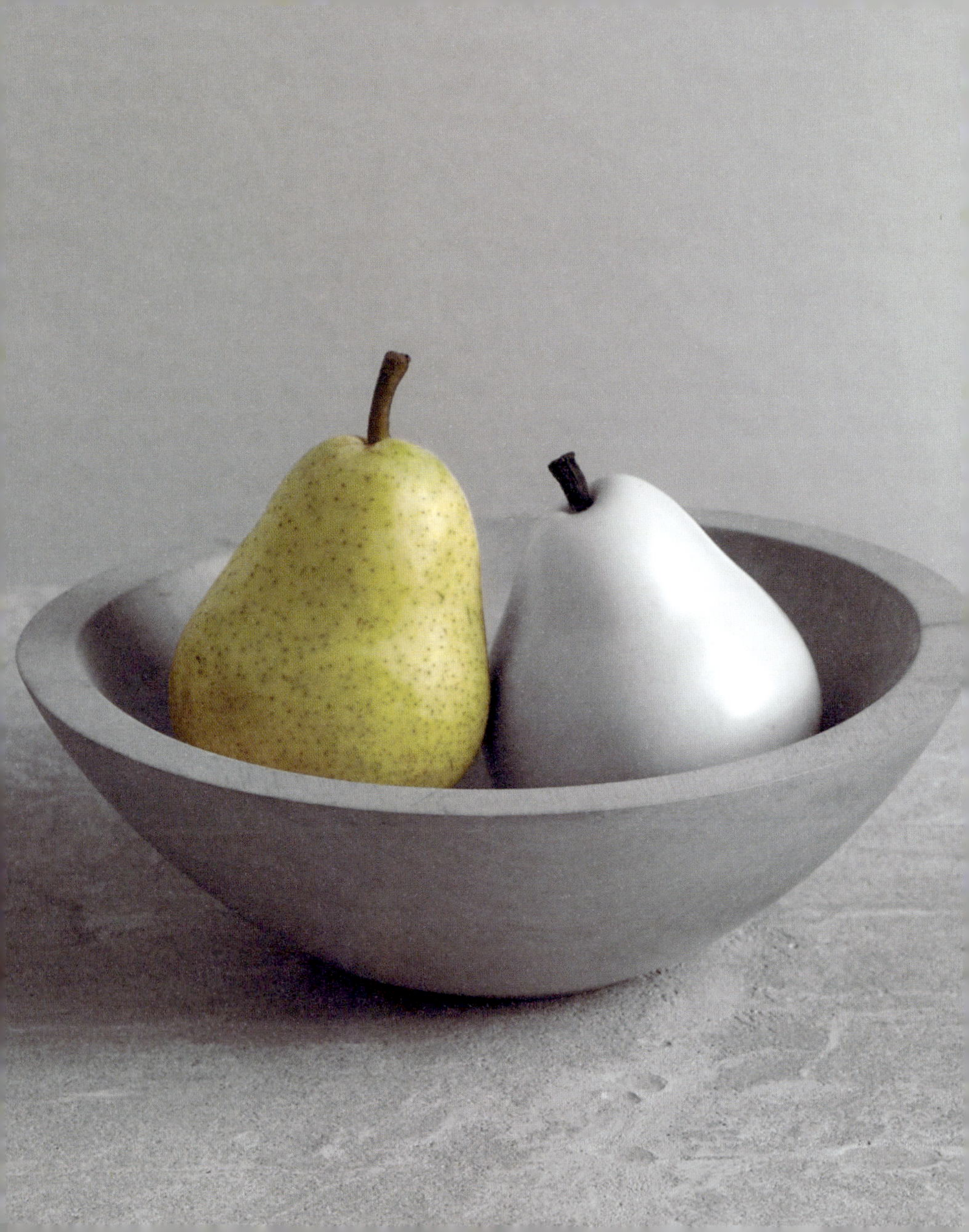

pratiquer ensemble

Consolidez une amitié et développez la prise de conscience et la sensibilité grâce à cette pratique partagée. Le travail avec un partenaire signifie que vous pouvez vous étirer davantage, alors que la respiration associée rattache et ouvre le cœur. Appréciez la force et la souplesse gagnées en tandem avec un ami.

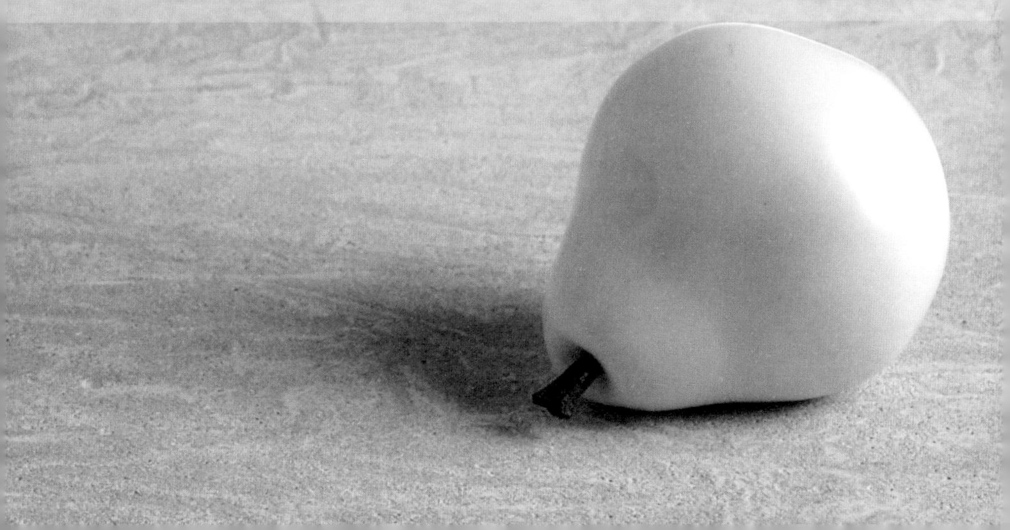

respiration connectée en vous équilibrant

libérez la respiration et mobilisez vos épaules et votre torse

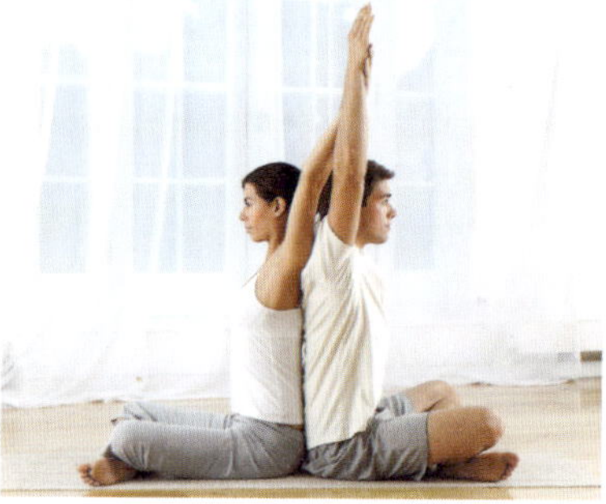

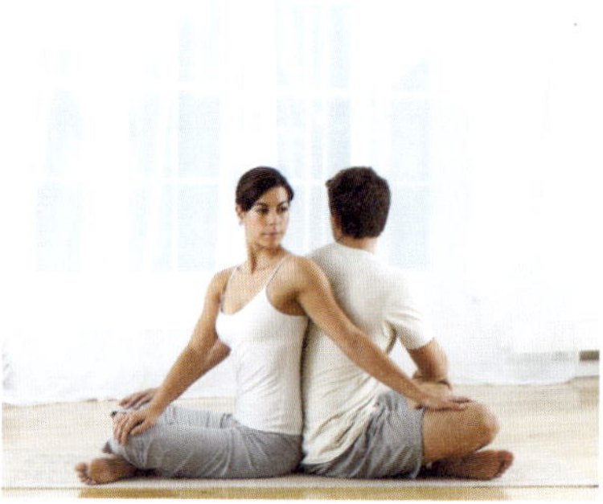

1 Asseyez-vous dos à dos, en tailleur. Tendez les bras sur les côtés, croisez vos poignets sur ceux du partenaire et ramenez vos paumes sur ses paumes ou ses poignets. En inspirant de concert, portez vos bras au-dessus de la tête, coudes fléchis si nécessaire. Abaissez-les simultanément sur l'expiration. Répétez ce cycle dix fois.

2 Revenez à la position en tailleur. Attrapez son genou gauche de votre main droite, tournez-vous vers la gauche et tendez votre main gauche derrière pour attraper son genou droit. Respirez ensemble. Inspirez et sentez-vous grandir, expirez et utilisez vos mains pour accentuer la torsion. Maintenez cette position pendant cinq respirations, Répétez sur l'autre côté.

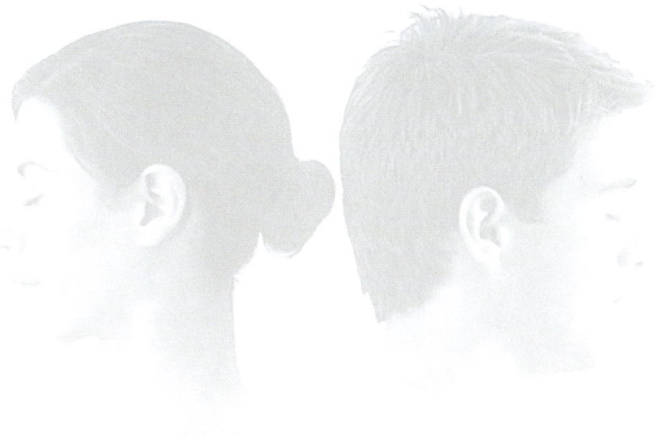

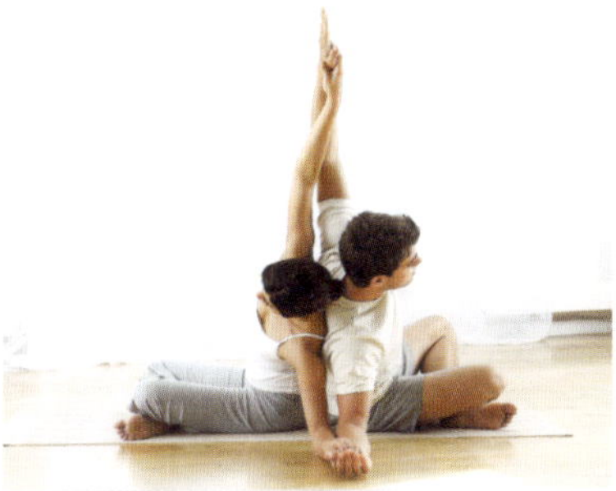

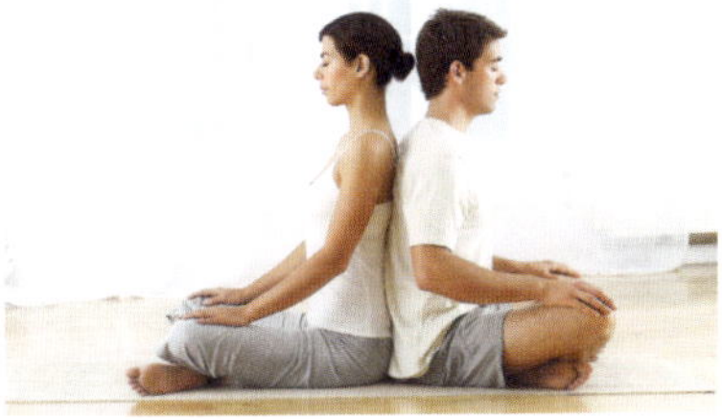

3 Écartez de nouveau vos bras, poignets croisés En inspirant, levez une paire de bras. Expirez et glissez une paire de mains le long du plancher, dans un long étirement latéral. Maintenez pendant cinq respirations. Répétez sur l'autre côté.

4 Revenez à la position de départ. Chacun place ses mains sur ses genoux. Les partenaires s'aident mutuellement à s'asseoir bien droits. Fermez les yeux et respirez consciemment deux minutes. Soyez conscient de votre dos s'élargissant vers celui du partenaire sur chaque inspiration, et servez-vous-en pour rester concentrée sur votre respiration.

bâtir la vigueur en vous énergisant

revigorez-vous et chargez-vous en énergie à l'aide d'un partenaire

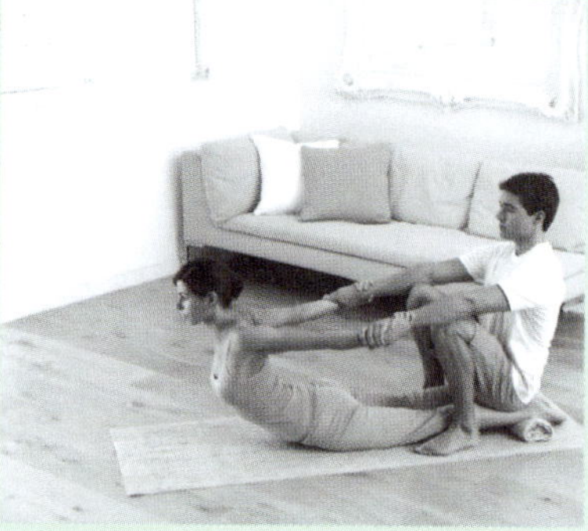

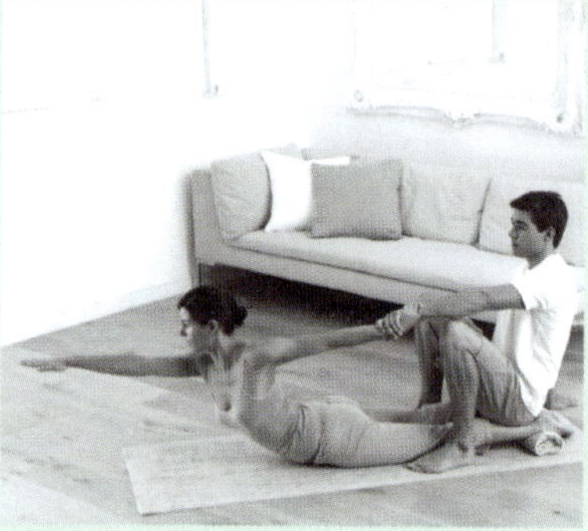

1 Allongez-vous sur le ventre, jambes jointes, bras sur les côtés, chevilles posées sur une serviette roulée. Demandez au partenaire de s'asseoir sur vos chevilles, face vers votre tête. Levez la tête et la poitrine du plancher, et tendez les bras en arrière, vous attrapant réciproquement les poignets. Maintenez pendant quatre respirations, puis revenez à la posture initiale.

2 Attrapez-vous mutuellement les poignets une fois de plus. Levez-vous dans une longue flexion en arrière. Une fois arrivé à la hauteur maximale, tendez le bras droit en avant, à l'horizontale. Le partenaire doit maintenir tendu son bras qui vous agrippe, en se penchant en arrière et en posant sa main droite sur le plancher. Après quatre respirations changez les bras, puis répétez.

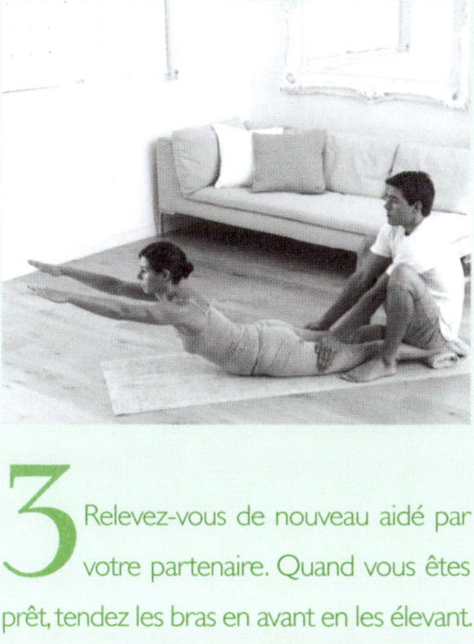

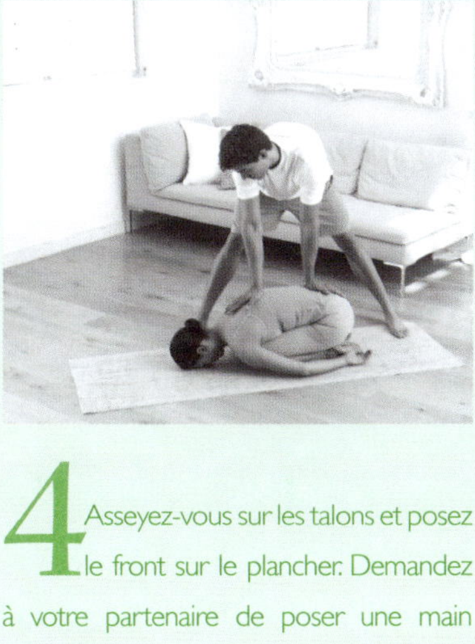

3 Relevez-vous de nouveau aidé par votre partenaire. Quand vous êtes prêt, tendez les bras en avant en les élevant. Continuez à faire travailler fortement les muscles dorsaux en dirigeant le sternum vers l'avant. Maintenez pendant quatre respirations, puis attrapez de nouveau les poignets du partenaire derrière vous. Laissez-le vous aider à monter aussi haut que vous le pouvez avant de redescendre.

4 Asseyez-vous sur les talons et posez le front sur le plancher. Demandez à votre partenaire de poser une main sur le centre de votre dos et l'autre sur votre coccyx, puis d'appuyer des deux mains écartées. Restez dans cette position relaxante une minute. Changez ensuite pour que le partenaire puisse pratiquer l'ensemble de l'exercice.

ouvrir les hanches pour vous assouplir

amusez-vous à vous connecter à un ami pendant quelques étirements profonds

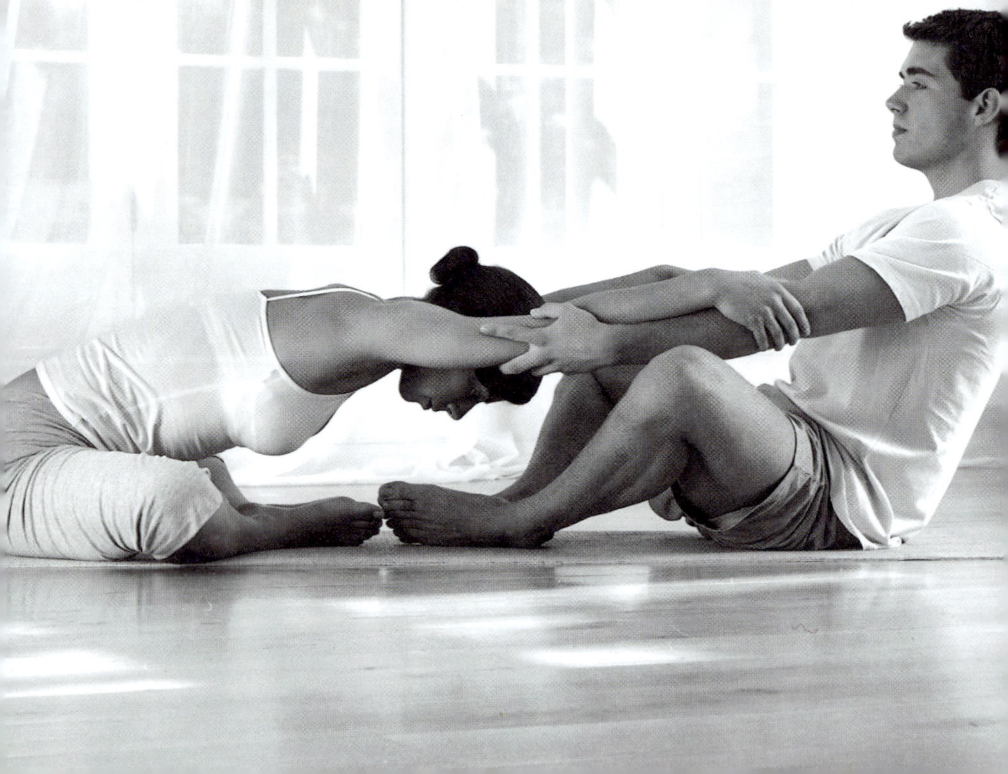

1 Asseyez-vous devant le partenaire, plantes des pieds jointes, vos orteils touchant les siens. Attrapez-vous mutuellement les poignets ou les avant-bras. Permettez à votre colonne de s'allonger et à vos genoux de s'écarter. Commencez à faire tourner la partie supérieure de votre corps respectif dans le sens des aiguilles d'une montre. Chaque cercle doit durer un cycle respiratoire

2 Ne tournez pas depuis la cage thoracique, car l'énergie est dans le bassin et le mouvement part de là. Effectuez des cercles larges et réguliers. Prenez le temps d'être conscient de votre mouvement et utilisez la flexion en arrière comme fortifiant abdominal Après dix cercles, changez de direction.

3 (*à gauche*) Revenez à la position de départ. Inspirez et relevez la poitrine, puis expirez pour vous étirer en avant lorsque le partenaire se penche en arrière. Inspirez pour revenir au centre, puis expirez pour changer les positions. Continuez ainsi pendant dix cycles respiratoires, en inspirant pour revenir au centre et en expirant lorsque chacun se penche à son tour en arrière.

4 Restez dans la flexion en avant pendant huit cycles respiratoires. Percevez l'allongement des flancs. Si vous êtes très souple dans ce mouvement en avant, les partenaires s'attrapent les bras plus haut. Celui se penchant en arrière bâtit sa force abdominale. Changez, puis revenez à la position initiale.

1 (*à droite*) Asseyez-vous dos à dos avec le partenaire, vos jambes tendues devant vous. Inspirez et sentez-vous grandir. Expirez et pliez-vous en avant lorsque le partenaire se penche simultanément en arrière, son poids vous poussant dans une profonde flexion en avant. Selon votre souplesse, ramenez vos mains sur vos cuisses, vos tibias ou vos pieds. Si l'étirement est trop intense, fléchissez un peu les genoux.

2 Sur l'inspiration suivante, revenez tous deux à la position de départ. Sur l'expiration suivante, le partenaire se penche en avant. Répétez pendant quatre cycles respiratoires, en passant d'une position à l'autre, inspirant en montant et expirant en descendant.

3 Une fois que vous êtes échauffé, maintenez chaque position jusqu'à deux minutes. Ce temps supplémentaire permettra de stabiliser la respiration des deux à mesure que vous plongez dans les postures. Le partenaire se penchant en avant éprouvera un fort étirement dans l'ensemble de son dos.

4 En profitant de la flexion passive en arrière, connectez-vous à l'élargissement de votre poitrine sur chaque inspiration. Laissez vos bras devenir lourds et vos mains reposer sur le plancher, doigts légèrement repliés. Si votre menton est plus haut que votre front, placez une serviette roulée sous votre tête.

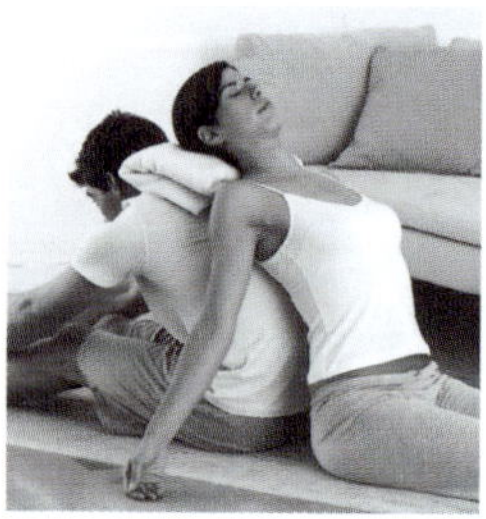

apaiser le dos

pour vous ouvrir

flexions en avant merveilleusement relaxantes

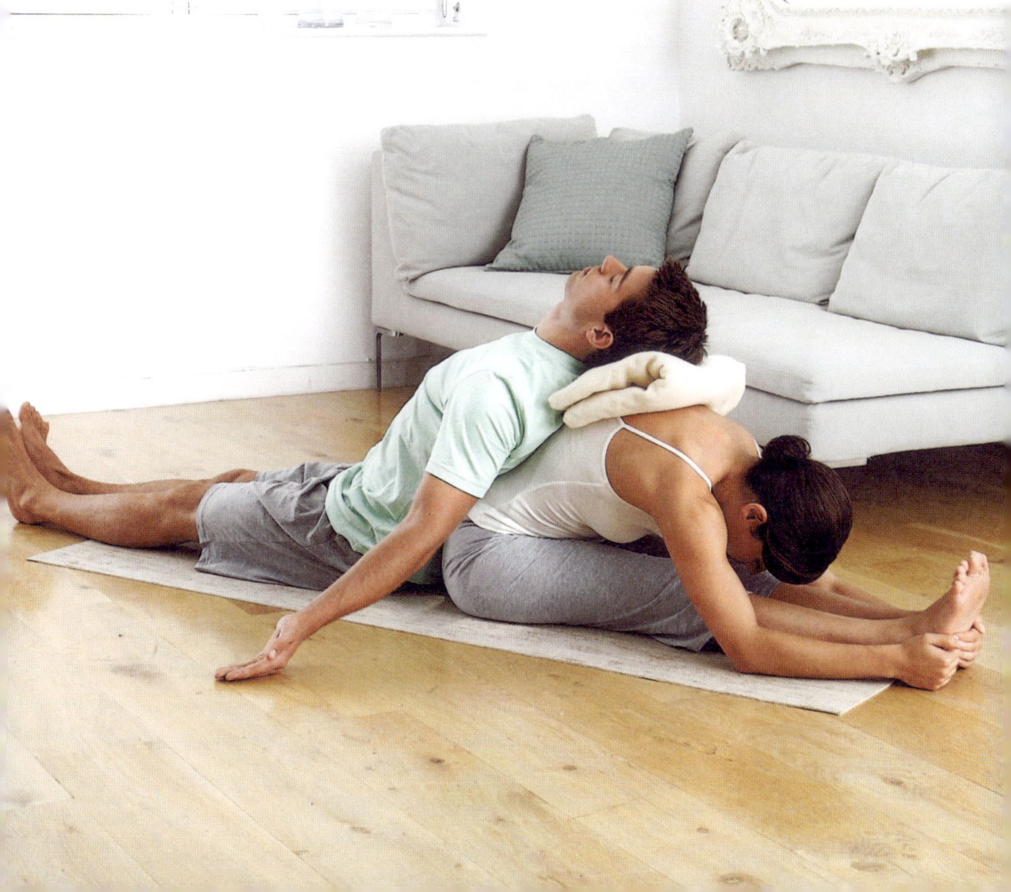

équilibrer le corps pour vous détendre

assouplissez vos hanches, vos cuisses et votre torse

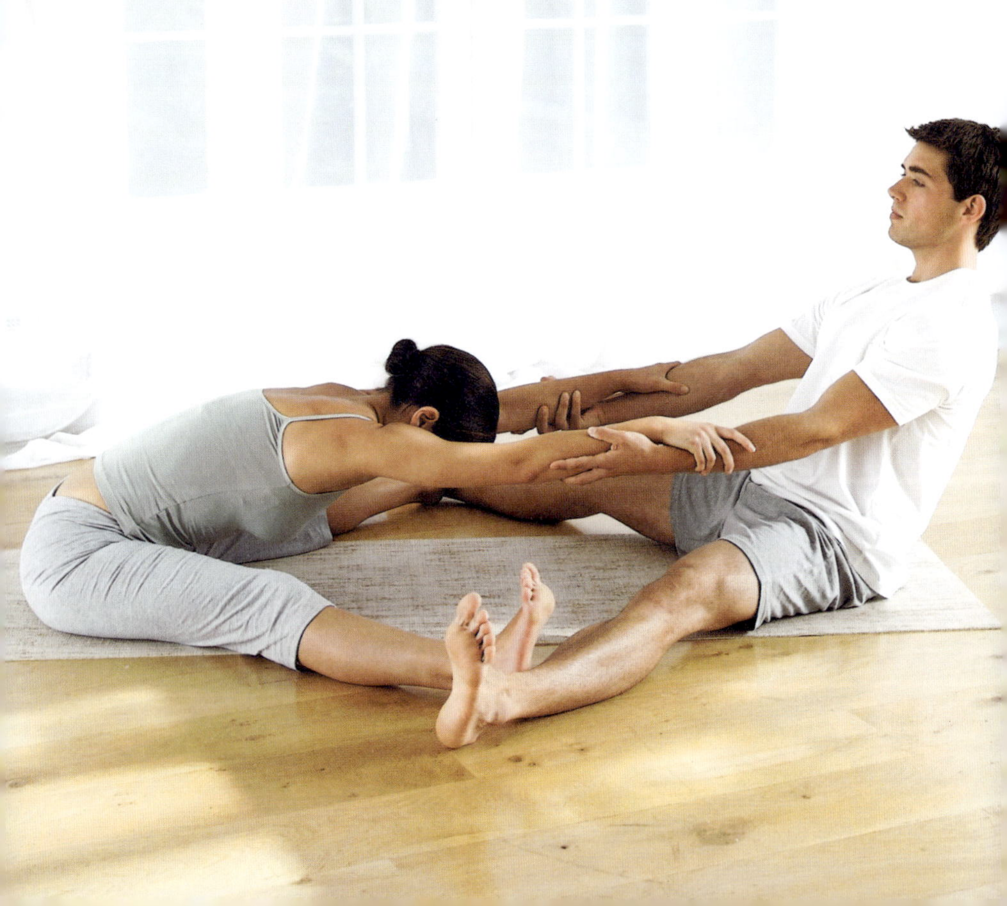

1 Asseyez-vous, jambes largement écartées, pieds entre les jambes du partenaire. Laissez votre bassin tourner en avant un peu, de sorte à être assis sur le bord de vos fesses. Si vous vous affalez en arrière, pliez les genoux pour lever plus facilement la colonne vertébrale.

2 (*à gauche*) Attrapez les poignets de votre partenaire. Inspirez et étirez-vous à travers la taille En expirant, étirez-vous en avant lorsque le partenaire se penche en arrière. Inspirez pour revenir au centre, expirez pour changer les positions. Continuez ainsi pendant dix cycles respiratoires, inspirant en montant vers le centre et expirant en descendant. Ensuite, chacun maintient la flexion en avant pendant huit cycles respiratoires.

3 Le travail est intense, le partenaire vous aidant à vous pencher en avant. Si vous êtes très souple, vous vous tiendrez mutuellement les coudes, afin que le partenaire se penchant en arrière ne soit pas trop bas. Sentez que votre colonne vertébrale s'aplatit davantage sur chaque expiration.

4 Attrapez de votre main droite le poignet droit du partenaire. Les deux lèvent leur bras gauche et se penchent vers la droite pour bien étirer leur côté gauche. Percevez une ligne d'énergie allant de votre hanche gauche jusqu'au bout de vos doigts. Après six respirations lentes, répétez cet étirement sur l'autre côté.

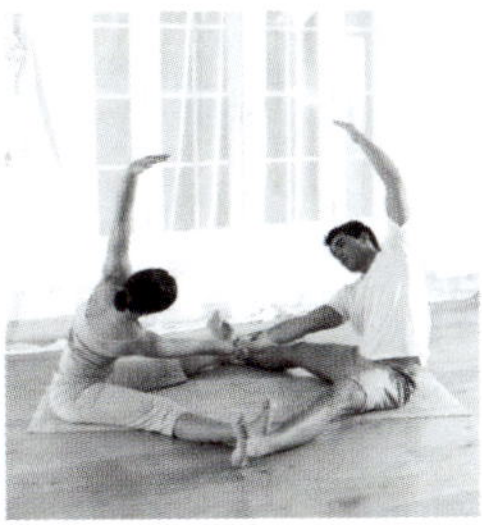

séquences quotidiennes

Essayez ces séquences simples de yoga dès que vous avez un peu de temps. Si l'exercice choisi est effectué à un moment particulier ou dans un endroit spécial, gardez à l'esprit que vous pouvez pratiquer n'importe quand, n'importe où.

une demi-heure de détente

une demi-heure de calme

une demi-heure de stabilisation

une heure pour destresser

une heure de tonification

une heure pour stimuler l'énergie

index

remerciements

remerciements de l'éditeur anglais

L'éditeur remercie Chrissy Cairns et Maxwell Roche pour avoir servi de modèles, Nicky West pour ses conseils quant aux postures de yoga, Alice Theobald de chez Joy Goodman pour la coiffure et le maquillage des modèles, Adam Giles pour son assistance à la photographie.